Ein Raum voller Empfehlungen
... und wie du diese durch richtiges Netzwerken bekommst

EO Empfehlungsoffensive.com GmbH
Frederik Malsy und Nicolai Lennartz
Langgasse 16
65183 Wiesbaden

Originalausgabe: ISBN 978-0-9740819-8-4

Deutsche Ausgabe: ISBN 978-3-9819907-0-6

Übersetzung: Alyce von Rothkirch
Graphik: www.kirsten-doehla.de
Reinzeichnung: www.m-s-g.de – medien service gmbh
Druck: Druckerei Bösmüller, Stockerau, Österreich

Illustrationen, shutterstock.com:
NadzeyaShanchuk | tovovan | maximmmmum | NEGOVURA | binik |
FotoYakov | Nowik Sylwia | Deliza | IdeaGU | Vaclav Krivsky | LINE ICONS
Vedc76 | Anita Ponne | nikolae | musmellow

Ein Raum voller Empfehlungen

…und wie du diese durch richtiges Netzwerken bekommst!

Dr. Tony Alessandra
Dr. Ivan Misner
Dawn Lyons

Co-Autoren der deutschen Ausgabe:
Frederik Malsy und Nicolai Lennartz

Übersetzung: Alyce von Rothkirch

Inhalt

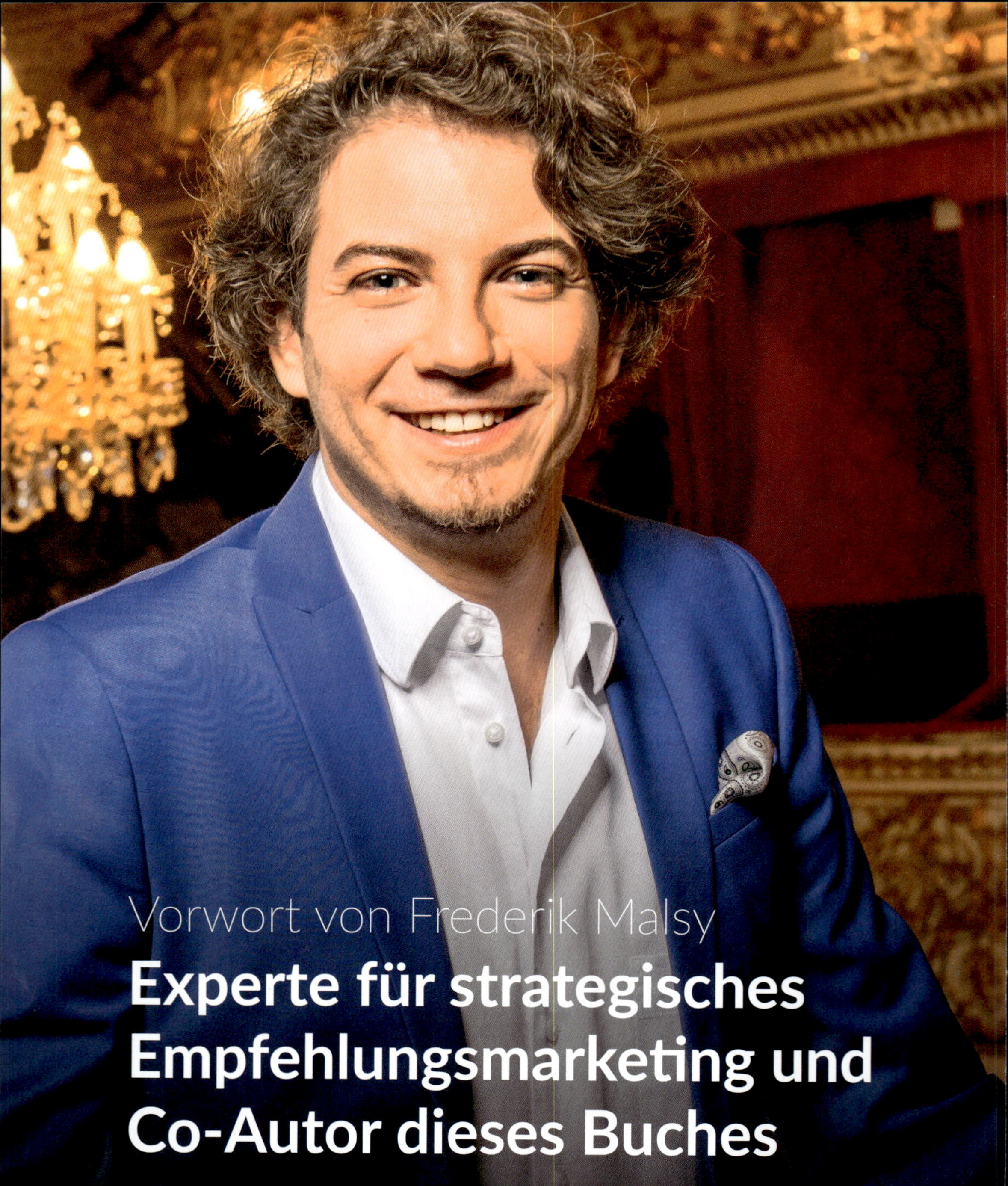

Vorwort von Frederik Malsy

Experte für strategisches Empfehlungsmarketing und Co-Autor dieses Buches

Mehr Erfolg?
Mehr Spaß?
Bessere Beziehungen?
Mehr Struktur?
Wieso nicht alles davon?

Wie dir Empfehlungsmarketing bessere Ergebnisse bringt und dich noch erfolgreicher machen kann, habe ich in meinem Buch „Der Empfehlungs-Magnet. Das System, mit dem du planbar und regelmäßig die Kunden anziehst, die du wirklich willst" ausführlich beschrieben.

Ich bin ein leidenschaftlicher Netzwerker – aber definitiv nicht als solcher geboren. Ich habe es gelernt und bin über die Jahre durch Netzwerken und Empfehlungsmarketing immer erfolgreicher geworden. Ich liebe es, mit Menschen zu kommunizieren und zusammenzuarbeiten, es ist ein wunderbares Gefühl, wenn unter Geschäfts- und Empfehlungspartnern Beziehungen entstehen, die belastbar sind und die nachhaltig zu deutlich mehr Geschäft und deutlich besseren Aufträgen oder Projekten führen. Dieses Buch soll dir dabei helfen, andere Menschen und dich selbst besser zu verstehen und einschätzen zu können. Jeder Mensch ist anders und jeder Mensch kommuniziert anders.

Und ist es nicht hilfreich, wenn du mit vielen Menschen über Empfehlungen und Geschäft kommunizieren möchtest, genau diese Verhaltensstile zu verstehen und zu lernen, wie du mit ihnen so kommunizierst, dass ihr bessere Ergebnisse erzielt, tiefere Beziehungen aufbauen könnt, eure Empfehlungsbeziehungen strukturiert und nach einem klaren Prozess organisieren könnt und mehr Spaß miteinander habt? Und genau darum geht es in diesem Buch.

Als ich dieses Material vor einigen Jahren zum ersten Mal in die Hände bekommen habe, war ich fasziniert davon. In meinem ersten Training, an dem ich damals teilgenommen habe, sind für mich Türen aufgegangen und mir sind Erkenntnisse gekommen, die mich über viele Jahre hinweg begleitet haben und die meine Kommunikation seitdem nachhaltig prägen.

Dieses Buch ist für alle Unternehmerinnen und Unternehmer, für alle Menschen mit Visionen, für Menschen, die andere inspirieren wollen und die ihre Beziehungen durch Kommunikation zu anderen Menschen auf ein neues Level bringen wollen. Menschen, die respektvoll und wertschätzend mit anderen kommunizieren wollen, weil sie deren Verhaltensstil und Intention besser verstehen.

Empfehlungsmarketing hat mit Menschen zu tun, denn Empfehlungen kommen von Menschen. Und wenn Empfehlungen von Menschen kommen, dann lohnt es sich, Menschen besser zu verstehen.

Das Material aus diesem Buch ist hunderte von Jahren alt. Dawn Lyons, Dr. Tony Alessandra und Dr. Ivan Misner, drei Netzwerk-Größen und Kommunikationsgrößen aus den USA, haben dieses Material vor vielen Jahren verfügbar gemacht und für das Thema „Netzwerken“ und „Empfehlungsmarketing“ angepasst.

Für die deutsche Ausgabe haben Nicolai Lennartz und ich, Frederik Malsy, das Material aktualisiert und für den deutschen Markt angepasst.

Dieses Buch ist für all´ diejenigen gedacht, die gerne mehr Empfehlungen bekommen möchten, bessere Empfehlungen bekommen möchten oder ein spektakuläres Leben führen können, in dem sie mit Empfehlungsgebern, Dienstleistern und Lieferanten zusammenarbeiten, die ihnen ihr Leben leichter machen. Und genau dafür steht Asentiv und genau dafür stehen wir: außergewöhnliche Geschäfte und ein spektakuläres Leben. Im Booklet findest du viele weitere Informationen über unsere Veranstaltungen, zum Beispiel über die Empfehlungsoffensive (www.empfehlungsoffensive.com) oder über unsere Bücher und Publikationen zu diesem Thema. Ich würde mich freuen, dich einmal bei einer Veranstaltungen oder in einem unserer Trainings zu sehen.

Ich wünsche dir nun viel Erfolg bei der Umsetzung und viel Spaß beim Lesen dieses Buches.

Dein Frederik Malsy

»

Empfehlungsmarketing hat mit Menschen zu tun, denn Empfehlungen kommen von Menschen. Und wenn Empfehlungen von Menschen kommen, dann lohnt es sich, Menschen besser zu verstehen.

Frederik Malsy

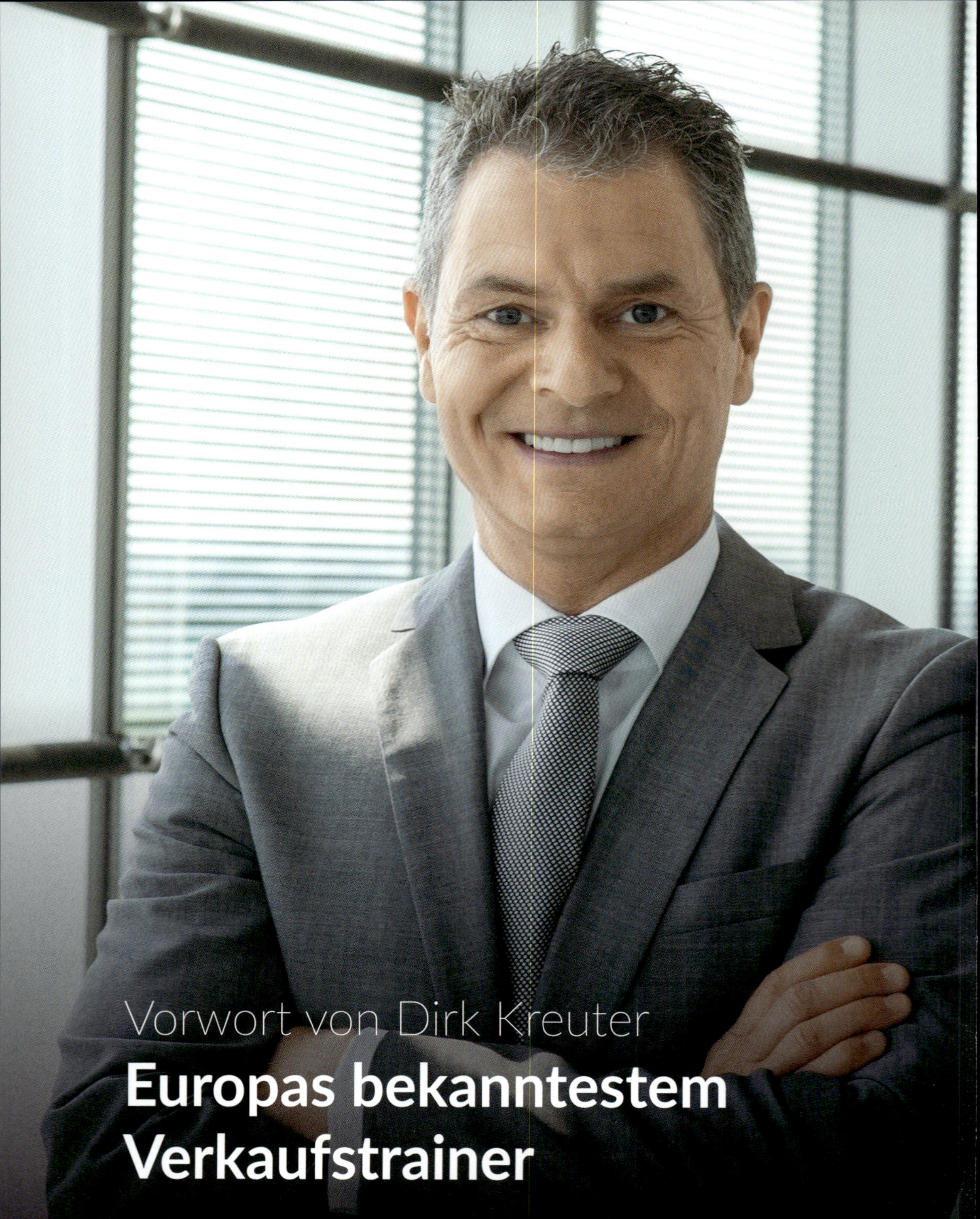

Vorwort von Dirk Kreuter

Europas bekanntestem Verkaufstrainer

In der Bibel steht: „*Behandle andere so, wie auch du von ihnen behandelt werden möchtest.*“ Dieser Leitsatz wurde vor über 2.000 Jahren dokumentiert. Und ja, da ist viel Wahres dran!

Doch jetzt, 2.000 Jahre später, haben wir uns weiterentwickelt und wissen, dass das, was uns persönlich gefällt, nicht allen anderen Menschen auch gefallen muss.

Mittlerweile gibt es – gerade im Businessbereich, im Verkauf, im Bewerbermanagement – ausgetüftelte und wissenschaftlich belegte Instrumente, um die unterschiedlichen Persönlichkeitstypen zu analysieren.

Spätestens seitdem wissen wir, dass die Menschen unterschiedliche Bedürfnisse haben und unterschiedlich kommunizieren. Das gilt auch für das Netzwerken – heutzutage kommt niemand ums Netzwerken herum.

Wir hören auf die Empfehlungen von Nachbarn, Freunden und Kollegen: Der beste Kinderarzt, das optimale Angebot für einen Neuwagen, ein sensationelles Hotel für den nächsten Urlaub …

Wir netzwerken und empfehlen uns gegenseitig Produkte oder Dienstleistungen.
In einer Welt, in der multimediale Reizüberflutung zu unserem Alltag gehört, wird der Wert des Netzwerkens immer größer. Das gilt sowohl für die Konsumenten- als auch für die Anbieterseite.

Mancher Verkäufer ist sehr direkt: er fragt den Kunden nach einer Empfehlung und bittet ihn, am besten sofort telefonisch Kontakt herzustellen. Ja, es gibt Menschen die diese Art gut finden, aber die weiteren Kunden werden dieses Vorgehen ablehnen. Es ist ihnen zu offensiv und direkt.

Was ist also der optimale Weg, wenn es um die perfekte Kommunikation beim Netzwerken geht? Frederik Malsy hat sich in diesem Buch damit ausführlich beschäftigt und das nicht nur auf einer theoretischen Ebene, sondern eben auch ganz pragmatisch

Und sein Erfolg gibt ihm Recht. Ich kenne keinen besseren Netzwerker als Frederik.

In diesem Sinne wünsche ich dir viel Spaß, spannende Einblicke und vor allem große Erfolge beim Umsetzen dessen, was du hier mitnimmst.

In diesem Sinne:
„*Fette Beute*“

Dein Dirk
KREUTER

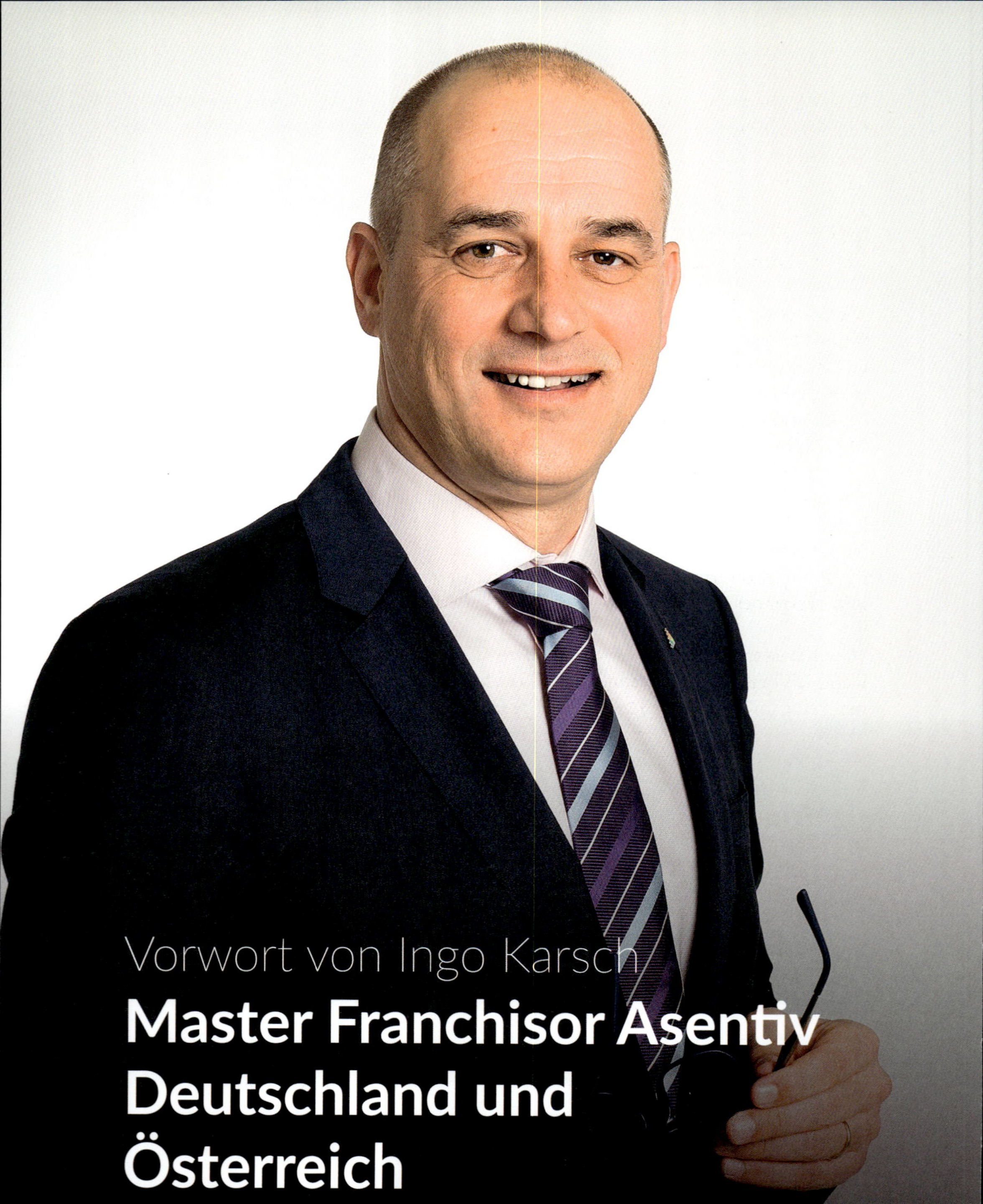

Vorwort von Ingo Karsch

Master Franchisor Asentiv Deutschland und Österreich

Ist es dir auch schon passiert, dass du in der Kommunikation mit Anderen Verhaltensweisen erlebt hast, die dich fast zur Verzweiflung treiben? Haben es andere schon geschafft, dich zur Weißglut zu treiben und dein Blut zum Kochen zu bringen, weil der Kommunikations- und Verhaltensstil scheinbar so gar nicht zu dir passt?

Ich gebe zu, mir ist dies in der Vergangenheit öfter passiert, obwohl ich mehrheitlich ein besonnener und ruhiger Zeitgenosse bin.

Als ich dann Anfang 2010 begann, mich intensiv mit Business-Netzwerken und Empfehlungsmarketing zu befassen, wurde mir bewusst, wie wichtig es ist, mit unterschiedlichen Menschen und deren Verhaltensweisen auszukommen und zielgerichtet zu netzwerken und zu kommunizieren.
Wusstest du, dass Hippokrates schon vor 2.500 Jahren herausgefunden hat, dass der Mensch in vier verschiedene Verhaltensstile unterscheidbar ist und ein bis zwei davon bei jedem von uns besonders stark hervortreten?
Bei Asentiv, einer Trainingsorganisation für strategisches Empfehlungsmarketing, lernte ich, warum gewisse Reaktionen meiner Mitmenschen manchmal große Verwunderung bei mir auslösten und mir bei anderen das Verhalten sehr vertraut war. Ich lernte, Kommunikationsstile zu differenzieren und mich auf mein Gegenüber und dessen besondere Verhaltensweisen einzulassen.

Dieses Wissen hilft mir heute noch ungemein beim täglichen Kontakt mit Menschen. Denn ich begreife heute schneller, dass es Menschen gibt, die in ähnlichen Situationen völlig unterschiedlich reagieren. Kannst du dir vorstellen, dass es sehr angenehm ist, wenn man dies auch im Geschäftsleben und bei regelmässigen Netzwerkanlässen erkennt und versteht?

Genau aus diesem Grund empfehle ich dieses Buch all jenen, die in Zukunft relaxter mit ihren Mitmenschen verkehren möchten, weil sie so das Verhalten ihrer Mitmenschen einfacher verstehen und akzeptieren, obwohl sie sich möglicherweise sehr gegensätzlich zum eigenen Stil verhalten?

Ich danke Frederik Malsy und Nicolai Lennartz für die Mühe, dieses spannende Buch in die deutsche Sprache zu übersetzen und für den deutschsprachigen Markt auch inhaltlich angepasst zu haben.

Ich bin sicher, dass ihr, liebe Leser und Leserinnen, einige AHA's und Schmunzler erleben werdet und gleichzeitig bei der Anwendung direkte Erfolge erzielen werdet.

Ingo Karsch

Alessandra | Misner | Lyons

Warum wir dieses Buch geschrieben haben

Unsere Qualifikationen und die Gründe, warum wir drei uns entschlossen haben, Room full of Referrals® (Raum voller Empfehlungen) zu schreiben, wird für dein Verständnis unseres Ansatzes in diesem Buch ausschlaggebend sein. Deswegen möchten wir dir ein wenig über uns und unsere Motivation sagen, warum wir unser Wissen über Verhaltensstile und Empfehlungsmarketing weitergeben wollen. Vollständige Biographien findest du am Ende des Buchs.

Dr. Tony Alessandra |
hat eine unprätentiöse, jedoch akademisch geprägte Business-Perspektive. Er wuchs auf in den Wohnprojekten in New York City und behauptete sich später als Professor für Marketing, als Unternehmer, Business-Autor und Hall-of-Fame-Keynote-Speaker. Dr. Alessandra ist ein überaus produktiver Autor zu den Themen Business, Netzwerken, Verkauf und mehr. Seine 27 Bücher sind in mehr als 50 Sprachen übersetzt worden. Außerdem entwickelte er die Platin-Regel (Platinum Rule®), ein international anerkanntes Werkzeug zur Einschätzung von Verhaltensstilen.

Dr. Ivan Misner |
der während seiner Tätigkeit als Unternehmensberater Verhaltensstile sehr häufig eingesetzt hat, um Unternehmen dabei zu helfen, ihre Angestellten zu motivieren und dadurch zu wachsen, implementiert dieses Material in seinen Unternehmen auch heute noch, nach über 35 Jahren Berufserfahrung.

Als Mitinhaber von Asentiv hat er die Aufsicht darüber, wie seine Lehrmaterialien in 22 verschiedenen Ländern verwendet werden. Dr. Misner ist Gründer und CvO von BNI (www.bni.de, www.bni.at, www.bni.swiss), der weltweit größten Business-Netzwerk-Organisation, und Seniorpartner bei Asentiv. BNI wurde 1985 gegründet. Die Organisation hat rund 9.000 regionale Unternehmergruppen in allen bewohnten Kontinenten der Welt. Allein im Jahr 2017 generierten Unternehmerinnen und Unternehmer bei BNI mehr als 9,8 Millionen Empfehlungen, was für diese Unternehmer einen Umsatz von über 12 Milliarden US-Dollar bedeutete. 2017 führten allein im deutschsprachigen Raum rund 483.000 Empfehlungen zu knapp einer Milliarde mehr Umsatz für die Mitgliedsunternehmen – provisionsfrei und netto!

Von CNN „Vater des modernen Networking“ und von der Zeitschrift Entrepreneur „Networking Guru“ genannt, gilt Ivan als einer der weltweit führenden Experten für Unternehmens-Netzwerken und war Keynote-Speaker bei Großunternehmen und Unternehmensvereinigungen in der ganzen Welt.

Dawn Lyons |
hat über 30 Jahre damit verbracht, Wissen über verschiedene Verhaltensstile zu erwerben, sie zu verstehen und sie in ihrem täglichen Leben zu verwenden. Dawn nahm im Dezember 1988 an einem Seminar teil, das eine kurze Beschreibung der verschiedenen Verhaltensstile enthielt. Bereits im Alter von 18 Jahren realisierte sie, wie wichtig diese Information sein könnte, und sie verschrieb sich dem Ziel, dieses Wissen zu erwerben. Seitdem hat Dawn in ganz Europa, dem Vereinigten Königreich, in Australien und in den gesamten Vereinigten Staaten Vorträge für Großveranstaltungen vor vielen tausend Menschen gehalten.

Dawns Expertise liegt darin, die verschiedenen Stile zu identifizieren und die eigene Sprechgeschwindigkeit, den Augenkontakt, die Körperhaltung, die Gesten und sogar die eigene Sprache anzupassen.

Was haben wir drei also gemeinsam? Nun, zusammen genommen haben wir mehr als 100 Jahre Erfahrung im Bereich Verhaltensstile. Wir haben zusammen mehr als 90 Jahre mit Unternehmern zusammengearbeitet. Vertrauen Sie uns. Es gibt kaum etwas, was wir noch nicht gesehen haben.

Ivan und Dawn sind Geschäftspartner bei Asentiv. Außerdem betreibt Dawn eine Franchise-Region bei BNI. Aus Ivans umfangreichem Netzwerk ergab sich die Vermittlung von Tony. Jetzt verwendet Asentiv Tonys Platinum Rule®-Einstufung, damit die Kunden von Asentiv verstehen lernen, wie ihr Verhaltensstil ihre Empfehlbarkeit beeinflusst!

Frederik Malsy |
Ist im deutschsprachigen Raum Experte für das Thema „strategisches Empfehlungsmarketing“ und „Netzwerken“. Er ist preisgekrönter Keynote-Speaker (New York, 2015), mehrfacher Buchautor, Netzwerk-Spezialist und gefragter Berater für Unternehmen, die Empfehlungsmarketing als relevanten Teil in ihren Marketingmix implementieren wollen.

Seine mittelständischen Kunden haben in den letzten Jahren mehr als einhundert Millionen Euro Mehrumsatz realisiert. Mit seinem Buch „Der Empfehlungsmagnet. Das System, mit dem du planbar und regelmäßig die Kunden anziehst, die du wirklich willst“ hat er viele Menschen inspiriert, das Thema „strategisches Empfehlungsmarketing“ wirklich umzusetzen.

Er leitet mit Nicolai zusammen eine BNI-Region (www.bni-wiesbaden.de) und betreibt das Asentiv-Trainingsinstitut in Wiesbaden. Als Hauptredner und Inspirator der „Empfehlungsoffensive“ hilft er Unternehmerinnen und Unternehmern, Freiberuflern, Selbständigen, Vertrieblern und Verkäufern durch seine Vorträge und Trainings, Methoden umzusetzen, die in außergewöhnlichen Geschäften und einem spektakulären Leben durch Empfehlungen resultieren. Besondere Freude hat er an den internationalen Mastermind-Gruppen, die er leitet.

Seitdem Frederik das Konzept der Verhaltensstile kennengelernt hat und es aktiv beim Netzwerken und im Empfehlungsmarketing anwendet, hat sich sein Geschäft vervielfacht. Ihm ist es ein großes Anliegen, dieses Wissen weiterzugeben, weil dabei spür- und messbare Erfolge das Ergebnis sind und eine gute Kommunikation zwischen Menschen hilft, das Gegenüber zu „sehen“ und gemäß seinem Verhaltensstil zu behandeln. Er leistet einen Beitrag dazu, die Art und Weise zu verändern, wie die Welt Geschäfte macht. Mehr unter: www.frederik-malsy.com, www.empfehlungsmagnet.com und www.empfehlungsoffensive.com.

Nicolai Lennartz |
ist der kongeniale Partner an der Seite von Frederik und hilft Unternehmerinnen und Unternehmern dabei, die Prozesse, Methoden und Systeme aus den Empfehlungstrainings nachhaltig in den Unternehmen zu etablieren. Nachdem er viele Jahre Führungsverantwortung für über zweihundert Mitarbeiter hatte und Führung, Kommunikation und auch Empfehlungen in seinem beruflichen Alltag zentrale Elemente waren, entschloss sich der Vater von zwei Kindern 2016 dazu, mit Frederik in eine Geschäftspartnerschaft zu gehen, die dieser ihm angeboten hatte. Sein großer Wunsch ist es, dass Unternehmen im ganzen deutschsprachigen Raum mehr und besseres Geschäft durch die gemeinsam erarbeiteten Strategien haben.

Wir haben unsere Erfahrung hier zusammengefasst, um dir handfeste, nachweislich bewährte Informationen an die Hand zu geben, damit du für dich entscheiden kannst, wo du deine Expertise mit Empfehlungsmarketing und Verhaltensstilen zum jetzigen Zeitpunkt einordnen willst, und damit du siehst, wie sehr du sie mithilfe dieses Buches weiterentwickeln kannst. Fangen wir an!

»

Ich liebe es, mit Menschen zu kommunizieren und zusammenzuarbeiten, es ist ein wunderbares Gefühl, wenn unter Geschäfts- und Empfehlungspartnern Beziehungen entstehen, die belastbar sind und die nachhaltig zu deutlich mehr Geschäft und deutlich besseren Aufträgen oder Projekten führen.

Frederik Malsy

Von Dawn Lyons

Warum du dieses Buch lesen willst

Bist du schon einmal in einen Raum voller Leute gekommen und hast dir gedacht: *„Wie kann ich wohl von diesen Leuten Empfehlungen erhalten?“* Ich bin mir sicher, dass dir das schon passiert ist! Als Unternehmer gehen wir ständig in Räume voller Leute. Und wir erkennen, dass dies ideale Möglichkeiten sind, Empfehlungen zu generieren.

Aber wenn du nicht weißt, wie du hier möglichst effektiv vorgehst, ist die Möglichkeit vertan.

Für dich als Unternehmer sind Empfehlungen ein wichtiger Weg, Neugeschäfte zu generieren. Jedoch passiert in fast allen Asentiv-Seminaren, die ich weltweit gegeben habe, das Gleiche. Wenn ich das Publikum frage: *„Wer in diesem Raum erhält alle Empfehlungen, die er oder sie möchte?“* Dann hebt niemand die Hand! Es ist fast so als wären Empfehlungen magische, wundersame Bestandteile von Neugeschäften, die einfach immer mal wieder von selbst auftauchen. Diese Unternehmer haben keine Ahnung, wie sie eine Situation kreieren können, in der Empfehlungen in dem Maße gegeben werden, dass sie mit dem daraus erwirtschafteten Umsatz zufrieden sein können.

Die Mehrheit der Unternehmer mit denen ich zu tun habe, haben noch nicht einmal eine spezifische Summe oder Prozentzahl ihres Gesamtumsatzes im Kopf, die sie durch Empfehlungen erzielen möchten. Es ist erstaunlich. So viele Leute reden davon, mehr Empfehlungen haben zu wollen, haben aber gar keinen Plan, wie sie das anstellen können.

Bist du mit der Anzahl der Empfehlungen, die du für dein Unternehmen erhältst, unzufrieden? Hast du das Gefühl, dass noch mehr Leute Empfehlungen für dich generieren könnten, es aber einfach nicht tun? Bist du der Überzeugung, dass dein Unternehmen besser laufen würde und dass du eine bessere Kategorie Kunde hättest, wenn du eine stetige Anzahl von Empfehlungen erhalten könntest?

Es gibt da eine Lösung. Es ist eine Unternehmensphilosophie, der ich vollen Glauben schenke. Ich bin überzeugt, dass du alle Empfehlungen, die du zum Erfolg deines Unternehmens benötigst, erhalten wirst, wenn du dir diese Philosophie zu eigen machst.

Bitte lese den folgenden Satz sehr langsam, sodass du die wahre Tiefe dieser Aussage verstehst.

> ***Menschen kennen Menschen, und die Menschen, die die Menschen kennen, kennen noch mehr Menschen. Wenn Empfehlungen also von Menschen kommen, über wen sollten wir mehr in Erfahrung bringen? Menschen!***
>
> Dawn Lyons

Ja, genau!
Simon Sinek, der Autor von „Frag immer erst: Warum", ist dafür bekannt, dass er Führungskräfte lehrt, wie sie Menschen aktiv werden lassen. Hier ist ein Zitat von ihm, das wir lieben, und das genau auf das passt, wovon wir sprechen: *„Wenn Sie Menschen nicht verstehen, verstehen Sie es auch nicht, Geschäfte zu machen."*

Denke darüber nach. Im Empfehlungsmarketing besteht die Zielkundschaft aus Menschen. Die Empfehlungsquellen, von denen du dir mehr Geschäfte erhoffst, sind Menschen. Die Anbieter mit denen du arbeitest … sind Menschen! Als Unternehmer kannst du in deiner Arbeit von Menschen nicht wegkommen: Du befindest dich mitten unter ihnen!

Dieses Buch trägt mit Absicht den Titel „Raum voller Empfehlungen (Room full of Referrals®)". Wenn du an Netzwerk-Veranstaltungen teilnimmst, weißt du, dass jedes Mal, wenn du einen Raum voller Menschen betrittst, es der ideale Ort ist, um Empfehlungen für die anwesenden Leute zu generieren und von ihnen Empfehlungen zu erhalten.

Ist es also nicht so, dass du tatsächlich in einen Raum voller Empfehlungen gehst? Das ist ein anderer Blickwinkel, nicht wahr? Wenn du dir wirklich bewusst wärst, dass du in einen Raum voller Empfehlungen gingst, hättest du eine andere Zielvorstellung, würdest andere Gesprächsthemen auswählen, würdest anders auf Menschen zugehen und so weiter.

Das Wichtigste ist, wie man Netzwerke für Empfehlungen nutzt. Denke daran, dass dein Verhaltensstil dir dabei helfen oder dich behindern kann.

Wie solltest du also handeln? Wie kannst du dein professionelles Image verbessern und bei allen den Stilen die beste Wirkung erzielen? Um einen der „Gründerväter" der Verhaltensstile und den Gestalter des DiSG®-Tests, Dr. William Moulton Marston zu zitieren: „Die Menschen zeigen alle vier Stile in unterschiedlicher Intensität." Diese unterschiedlichen Intensitäten machen dich zu der Person, die du bist.

Wenn du dich also in einem Raum voller Möglichkeiten wiederfindest, wie kannst du die Verhaltensstile anderer identifizieren und dafür sorgen, dass sie sich von deinem Verhaltensstil angezogen und nicht abgestoßen fühlen?

Im Empfehlungsmarketing spricht man von der sogenannten „Empfehlbarkeit". Wenn andere es als leicht und angenehm empfinden, Interessenten an dein Unternehmen zu empfehlen, dann ist deine Empfehlbarkeit vermutlich hoch. Wenn andere nicht bereit sind oder es schwierig finden, neue Geschäftskontakte auf dich zu verweisen, dann ist deine Empfehlbarkeit vermutlich sehr niedrig.

Meistens ist es so, dass andere für dich Empfehlungen generieren werden, wenn du als Expertin oder Experte in deiner Sparte giltst, wenn sie glauben, dass die auf dich verwiesenen Interessenten gut behandelt werden, und wenn du ihnen wirklich weiterhelfen willst. Sie tun es oft und gern. Das ist dein Empfehlbarkeitsniveau. Je mehr Empfehlungen du von allen deinen Quellen erhältst, desto empfehlbarer bist du.

Mache dir folgendes bewusst: dein Verhaltensstil hat Auswirkungen auf deine Empfehlbarkeit! Zu dieser Erkenntnis kam ich vor über sechs Jahren, und ich achte darauf, dass jeder meiner Asentiv-Kunden sich dieser Tatsache bewusst ist, weil es auf jeden Aspekt deines Empfehlungs-Marketingkonzepts Einfluss hat.

Dein Verhaltensstil beeinflusst deine Empfehlbarkeit!

Dieses Buch hilft dir, deinen eigenen Verhaltensstil zu verstehen und zu sehen, wie dieser deine Empfehlbarkeit beeinflusst. Du wirst auch lernen, wie man Verhaltensstile anderer identifiziert und, was am wichtigsten ist, wie man die eigene Herangehensweise an diese unterschiedlichen Stile anpasst.

Empfehlungsmarketing führt – wenn überhaupt – nur zu wenigen schnellen Erfolgsgeschichten. Tatsächlich ist der Aufbau von Beziehungen der wichtigste Aspekt, und das braucht Zeit und Mühe. Aber wenn du dir die Zeit genommen hast, die richtigen Empfehlungsbeziehungen mit den richtigen Leuten aufzubauen und ihre Verhaltensstile zu verstehen, dann werden diese längerfristigen Beziehungen zu einem enorm wichtigen Teil deines Empfehlungsmarketinggeschäfts.

Lass mich dir ein Beispiel geben:

Stell dir vor, du bist bei einer Netzwerk-Veranstaltung und du begegnest einer anderen Person, die dich sehr leicht weiterempfehlen könnte. Eure Unterhaltung läuft gut und du glaubst, dass dies ein guter Kontakt werden könnte. Also trefft ihr euch auf einen Kaffee.

Kaum angekommen, fängt dein Gegenüber an, viele detaillierte Fragen zu stellen. Er will wissen, wie lange du schon im Geschäft bist, wie deine Betriebsorganisation aussieht, möchte die gesamte Liste deiner Produkte und Dienstleistungen wissen, wie viel du für diese Dienstleistungen verlangst, und so weiter. Weiterhin hat er alle möglichen technischen Fragen.

Für diejenigen, die einen bestimmten Verhaltensstil haben, ist es schwer zu verstehen, warum in aller Welt er so viel Informationen haben möchte. Für sie ist eine solche Art der Befragung fast schon verdächtig bei einem Treffen, das dazu dient, sich besser kennenzulernen.

Aber für den Fragesteller, der einen anderen Verhaltensstil hat, ist das völlig normal. Er glaubt, dass er diese Art von Informationen braucht, bevor er eine Empfehlung aussprechen kann.

Siehst du, wie beide Stile sich so verhalten haben, wie das für sie normal ist?
Einer wollte so viele Informationen wie möglich zusammentragen. Der andere wollte einfach nur Zeit miteinander verbringen und den anderen auf einer eher persönlichen Ebene kennenlernen. Der Erste dachte, dass er nur nach wichtigen Information fragte. Dem anderen kam es so vor, als würde er verhört. Im Endeffekt fühlten sich beide Seiten beim Abschied unwohl und erschöpft.

Nun, es gibt hier kein „richtig“ oder „falsch“. So sind Menschen nun einmal.

Und hier liegt das Problem: Die Person, die alle Informationen auf einmal benötigt, könnte sich als jemand herausstellen, der für dich stetig und dauerhaft Empfehlungen generiert. Wenn du allerdings diesen Verhaltensstil nicht verstehst und nicht genau weißt, wie du mit ihm umgehen sollst, dann entscheidest du dich vielleicht, die Geschäftsbeziehung nicht weiter auszubauen. Dies wäre ein großer Fehler.

Habe ich dein Interesse geweckt? Fragst du dich gerade, wie viele Empfehlungen dir möglicherweise entgangen sind, weil du mit einer Person, die einen anderen „Stil" hat als du, nicht gut kommunizieren konntest?

Dann lies weiter!

Dieses Buch wird dir jede Menge Antworten und Einblicke geben, wie dein Verhaltensstil deine Empfehlbarkeit beeinflusst, und umfassende Strategien vorschlagen, wie man das Blatt wenden kann.

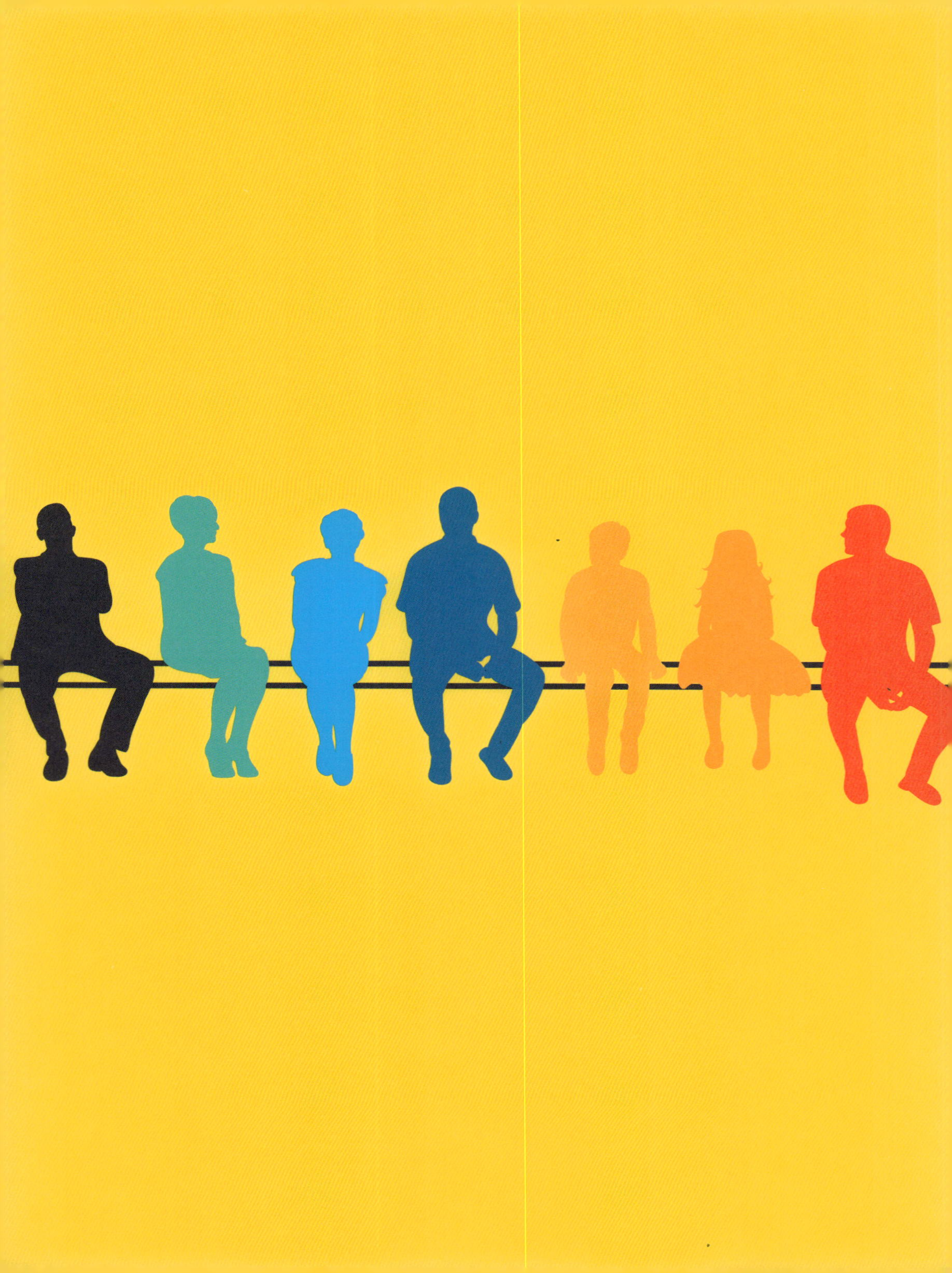

Kapitel 1
Sich verschiedener Verhaltensstile bewusst werden

Dawns Geschichte | Aug' in Aug' mit dem „großen" Mann

Ich befinde mich in unserem Asentiv-Schulungszentrum in Petaluma, Kalifornien, um dort unser Referral Success 101-Programm zu leiten. Die heutige Veranstaltung ist wichtig, da ich damit rechne, dass eine bestimmte Person anwesend sein wird – jemand dem ich empfohlen wurde.

Ich möchte natürlich einen guten Eindruck machen, und so konzentriere ich mich ganz darauf, seinen Verhaltensstil sofort zu verstehen, damit ich mich mit ihm in „seiner" Sprache unterhalten kann. Mir ist es enorm wichtig, hier richtig zu liegen. Schließlich bin ich die Expertin!

Er marschiert mit Riesenschritten auf mich zu, gekleidet in saubere braune Arbeitsschuhe, Jeans und Hemd mit Firmenlogo. Er ist bestimmt über 1,90 m groß. Er beginnt bereits aus 10 m Entfernung zu sprechen und seine Stimme erfüllt den ganzen Raum. Mir ist sofort klar, dass er eine Persönlichkeit ist, die etwas auf sich hält.

Er dröhnt: *„Hallo, ich bin Ron Smith. Sie müssen Dawn Lyons sein. Ich soll nach Ihnen fragen. Bob verwies mich auf Sie. Er sagt, dass Sie die Beste in diesem Metier sind und dass ich auf jeden Fall kommen soll!"*

Ich stehe auf, stelle mich so gerade wie möglich hin (Gott sei Dank habe ich die Schuhe mit den 8 cm Absätzen an) und bereite mich auf den Aufprall vor.

Sein Händedruck ist schmerzhaft und gleichzeitig aufregend. Ich atme tief durch und versuche, mir den durch meine zerquetschte Hand ausgelösten Schmerz nicht anmerken zu lassen.

„Hallo, Ron Smith. Ja, ich BIN Dawn Lyons. Ich BIN die Person, die Sie treffen wollen. Ich bin SEHR gut in meinem Metier und, ja, Bob hatte mir bereits gesagt, dass Sie hier sein würden!" Ich antworte in meiner zuversichtlichsten Stimme und halte Blickkontakt. Ich habe mich komplett unter Kontrolle und strahle Kompetenz aus.

Puh, ich glaube, ich habe ihn überzeugt. Ich bin ihm entgegengekommen, habe aber meine Grenzen nicht überschritten, habe nichts gesagt, was zu schwach oder zu nett klang. Ich bin auf sein Tempo und seine Intensität eingegangen und habe ihn wissen lassen, dass ich mit seiner imposanten Erscheinung umgehen kann. Schon jetzt mag ich seine Energie. Jetzt muss ich nur sicherstellen, dass das Gespräch richtig abläuft, damit ich ihm zeigen kann, dass ich ihm helfen kann, egal wohin er sein Unternehmen führen möchte.

Ich kenne bereits ein paar Dinge, die auf seine Empfehlbarkeit einen Einfluss haben, und dass, obwohl ich erst 20 Sekunden mit ihm verbracht habe. Wow, denke ich mir, ob er das wohl weiß? Es ist so einfach für mich … wird er es durchschauen?

In der Zwischenzeit reden die anderen Leute im Raum miteinander, holen sich ein Wasser und registrieren sich. Ich lächle eine Frau an, die ein fuchsienfarbiges Jackett mit einem neongrünen Trägertop kombiniert hat und die eine Uhr anhat, die um das gesamte Armband herum glitzert. Und nein, das sind keine Diamanten. Wenn wir in einem späteren Kapitel angekommen sind, wirst du verstehen, welchen der vier Verhaltensstile diese Frau hat und warum ich diesen Satz hier aufgenommen habe!

Dann sage ich zu Ron, dass ich die anderen Teilnehmer, die gerade hereinkommen, begrüßen muss. Aber bevor ich gehe, stelle ich ihm meine Lieblingsfrage: *„Wie laufen die Geschäfte wirklich für Sie?"*

Ich erhalte die Standardantwort, *„Naja, so wie das mit der Wirtschaft gerade läuft...",* die ich so oft gehört habe. Ich stelle meine nächste Lieblingsfrage: *„Mir stellt sich natürlich die Frage, ob jemand in Ihrer Branche in diesem Jahr einen siebenstelligen Betrag verdienen wird..."*

"Klar, da bin ich mir sicher", antwortet er. *„In diesem Bereich?"* hake ich nach. Er bejaht dies mit einem Achselzucken, so als würde ihn das nichts angehen. Aber es überrascht ihn doch, wenn ich dagegenhalte: *„Naja, wir müssen dann nur herausfinden... warum diese Geschäfte nicht von Ihnen gemacht werden!?"*

Er tritt einen Schritt zurück, denkt kurz über meine Aussage nach und sagt dann: *„Nun, wenn Sie das können, dann sind Sie engagiert!"*

Das ist Musik in meinen Ohren!

„Wir können das absolut erreichen", sage ich. *„Aber wie wäre es, wenn wir zunächst mit dem Seminar den ersten Schritt gehen, und dann weitersehen?"*

Er willigt ein und ich mische mich unter die Leute, wissend, dass ich ein paar wichtige Dinge bei Ron erreicht habe.

Ich...

- habe Selbstvertrauen ausgestrahlt;
- habe seinem Tempo und seiner Intensität entsprochen;
- habe ihn wissen lassen, dass ich eine Expertin bin und dass ich ihm helfen kann;
- habe ihn dazu gebracht, darüber nachzudenken, was er will und warum er es bisher durch Empfehlungen nicht erreicht;
- habe ihn dazu veranlasst, mich einstellen zu wollen, obwohl er mich noch nicht einmal sprechen gehört hat;
- habe ihm etwas auf den Weg gegeben, da er eine Menge über Empfehlungen zu lernen hat;
- habe ihm die Hoffnung gegeben, dass es einen Weg gibt, der sein Unternehmen erfolgreicher machen kann.

"

Nicht schlecht für ein Gespräch von 90 Sekunden

Dawn Lyons zu sich selbst

Der Schlüssel zu effektiven Interaktionen mit Menschen

Dies ist ein perfektes Beispiel, wie man sich verschiedener Verhaltensstile bewusst werden kann. Wenn du andere Menschen, denen du begegnest, wirklich verstehen willst, dann möchtest du so viel wie möglich über sie herausfinden und sie verstehen lernen. Wenn du dir der verschiedenen Verhaltensstile bewusst bist, dann wird das die Art, mit der du dich mit anderen auseinandersetzt, grundlegend verändern, obwohl das natürlich auch davon abhängt, wie ernst du diese Information nimmst.

In der oben beschriebenen Geschichte hatte Dawn eine Wahl. Sie hätte ihr Wissen über verschiedene Verhaltensstile nicht nutzen können, hätte einfach in ihrem eigenen Stil die Unterhaltung führen und hoffen können, dass schon alles gut geht. Stattdessen entschied sie sich dafür, ihr Wissen anzuwenden und sich entsprechend anzupassen, und damit die Begegnung für Ron viel ansprechender zu gestalten. Mithilfe dieses Buches wirst du eine umfassende Kenntnis verschiedener Verhaltensstile erwerben und lernen, wie du dich in verschiedenen Situationen und Begegnungen so anpassen kannst, wie das Dawn getan hat. Und wenn du das mehrmals geübt hast, wird es dir in Fleisch und Blut übergehen.

Für uns ist es das Wichtigste, dass wir jede einzelne Person, der wir begegnen, mit Würde und Respekt behandeln und unsere Verhaltensstile an ihre anpassen, damit die Begegnung für sie zu einem tollen Erlebnis wird. Denke daran, dass eine Einschätzung der Verhaltensstile anderer Personen immer zu einem gewissen Teil auf Vermutungen beruht.

Du wirst nicht immer genau richtig liegen. Sicher ist jedoch folgendes: Wenn du die beiden wichtigsten Verhaltensstile von Menschen, die dir begegnen, identifizieren kannst und diese Information dazu nutzen kannst, mit ihnen in ihrer Sprache zu sprechen, dann werden diese Menschen die Unterhaltung gern mit dir fortführen und sich dir gegenüber vielleicht sogar sehr schnell öffnen.

Ich wurde bei einer Veranstaltung einmal darum gebeten, den besten Rat, den ich jemals erhalten hatte, weiterzugeben.

Die Antwort fiel mir leicht. Ich erhielt ihn von meiner Mutter als ich mich im Gymnasium in die Schülervertretung wählen lassen wollte. Sie sagte mir: *„Spätzchen, du wirst noch nicht einmal zum Straßenkehrer gewählt werden, wenn du nicht lernst, besser mit Leuten zusammenzuarbeiten."*

Sie gab mir einen Briefbeschwerer, der bis heute auf dem Schreibtisch in meinem Arbeitszimmer zu Hause steht, und sagte:

„Die Diplomatie ist die Kunst, mit dem Fuß aufzustampfen, ohne jemandem auf die Zehen zu treten. Man arbeitet mit Menschen, aber man benutzt sie nicht."

Man arbeitet mit Menschen, aber man benutzt sie nicht.

Uns ist bewusst, dass Verhaltensstile schwierig erscheinen, wenn man ihnen das erste Mal begegnet. In Sekundenschnelle erfasst und entziffert unser Gehirn eine unglaublich große Menge an Informationen – und das obwohl wir dabei wie normale Menschen aussehen und agieren.

Hier ist unsere Top-13-Liste von Dingen, auf die du achten solltest, wenn du Menschen zum ersten Mal begegnest. Denke an die Beschreibung von Ron!

Merkmale verschiedener Verhaltensstile

1.Tempo |
Achte darauf, wie schnell die Person spricht. Spricht sie schnell oder langsam? Hast du Mühe, ihr zu folgen, oder langweilst du dich ein bisschen und verlierst das Interesse? Merkst du, dass du ihr ins Wort fällst, weil sie nicht schnell genug spricht? Achte darauf, wie sie geht. Geht sie geradewegs auf ein Ziel zu? Oder schlendert sie einfach nur herum und nimmt sich dabei Zeit?

2.Aufgabe oder Mensch |
Ihr kommt ins Gespräch: Konzentriert sich die Person eher auf aufgabenorientierte oder auf menschenorientierte Gesprächsgegenstände? Du wirst sehen, dass aufgabenorientierte Menschen sehr wenig „emotionale" Dialoge führen. Sie konzentrieren sich auf das „wie und was". Die, die eher menschenorientiert sind, geben dir gegenüber viel mehr von sich preis und konzentrieren sich auf das „wer".

Tonys Geschichte | Ein extrem aufgabenorientierter Freund

Das erste Mal, als mein Freund Dennis bei mir zu Hause anrief, und meine Frau das Telefon abnahm, sagte er nur barsch: *„Tony.“* Das wars.

Sie reichte mir das Telefon. Es war ein kurzer Anruf. Und als ich auflegte, fragte sie mich: *„Wer war das?“*

„Mein Freund Dennis.“

„Ich muss schon sagen“, meinte sie, *„dieser Kerl hat null Sozialkompetenz. Unglaublich, wie unhöflich der ist.“*

Ich erklärte, dass Dennis eben so ist. Er hat viele gute Seiten, aber das ist eine seiner Schwächen. Dann sagte sie, dass das ein ziemliches Problem für mich darstellt.

„Du unterrichtest Kommunikationsfähigkeiten und Beziehungsaufbau, und du hast so einen Freund? Was sagt das eigentlich über deine Unterrichtsmethoden aus?“

Ich sage nur: Volltreffer – versenkt!

Sie ermutigte mich, ihn unter meine Fittiche zu nehmen, um anderen Leuten zu zeigen, wie effektiv mein Unterricht ist.

Also habe ich 90 Tage mit Dennis ein persönliches Coaching gemacht, um ihm dabei zu helfen mit anderen zu kommunizieren, die nicht so aufgabenorientiert sind wie er und die seinen Verhaltensstil als unhöflich empfinden. Es war eine der dramatischsten Richtungsänderungen im Verhalten einer Person, die ich je gesehen habe.

Nach 90 kurzen Tagen konnte er bei mir zu Hause anrufen und sagen: *„Sue? Dennis. Tony.“* Das ist 300 %ige Verbesserung. Viel besser geht es wirklich nicht!

Ernsthaft, Dennis hat sich komplett geändert und ist heute ein viel besserer Kommunikator.

3.Kleidung |
Du kannst viel über eine Person über ihre Kleidung erfahren. Ist ihre Kleidung „laut", mit großflächigen Mustern oder Aufdrucken? Trägt sie professionelle Kleidung oder Alltagskleidung... in grellen Farben (wie das fuchsienfarbige Jackett mit dem neongrünen Trägertop)... oder in Pastelltönen? Ist ihre Kleidung komfortabel oder eng anliegend, sieht sie modisch aus oder ist sie schon ein paar Jahre alt? Von Kopf bis Fuß in „Labels" gekleidet sein ist ebenfalls aussagekräftig. Vielleicht bemerkst du: „Ich mag Ihren Anzug" und dein Gegenüber antwortet: „Danke, er ist von Armani."

In der Berufswelt erlauben die Krawatten von Männern ebenfalls Rückschlüsse. Da gibt es die einfache einfarbige Krawatte, die „Power"-Krawatte, die laute und grelle Krawatte und Krawatten mit kleinen Bildern und Mustern und selbst welche, die uns auffordern „Rette den [Tier nach Wahl einsetzen]."

4. Schmuck und Accessoires |
Trägt die Person Silber, Gold oder alles durcheinander? Trägt sie auffällige Glitzersteine oder einen einzigen großen Diamanten? Sieht es so aus, als hätte der Schmuck sentimentalen Wert? Oder trägt sie nur einen einfach gehaltenen Ehering? Viele Menschen haben sich auch mit Accessoires, wie verschiedenen Brillen oder farbigen Kontaktlinsen, ausgestattet.

5. Make-up |
Wie viel Make-up trägt sie... oder benutzt sie gar keins? Hat sie sich mit viel Make-up in Szene gesetzt oder ist es ein eher natürlicher Look? Verwendet sie einen leuchtenden Lippenstift oder dezentes Lipgloss?

6. Schuhe |
Sind die Schuhe modisch oder trägt sie komfortable Schuhe? Haben die Schuhe Stiletto-Absätze oder sind sie flach? Geputzt und poliert oder nicht? Markenschuhe oder nicht? Abgesehen vom Stil ist auch der Zustand der Schuhe wichtig. Erinnerst du dich an die sauberen Arbeitsschuhe, die Ron anhatte?

7. Mimik |
Ist sie ernst oder leicht in Aufregung zu bringen? Lächelt sie häufig oder hat sie ein „Pokergesicht?" Lebt ihr Gesicht oder ist es eher ruhig? Blinzelt sie dir zu, hebt sie ihre Augenbrauen dramatisch an oder rümpft sie ihre Nase?

8. Gestik |
Spricht sie mit ihren Händen? Berührt sie ihr Gegenüber immer wieder? Verwendet sie kleine Gesten oder offenere Gesten? Sind ihre Gesten eher reserviert oder

extrovertiert? Berührt sie beim ersten Treffen deine Schulter oder deinen Arm? Gesten können auch ein eigenes Tempo haben. Sind ihre Gesten schnell oder langsam?

9. Körpersprache |
Ist ihre Körpersprache offen oder geschlossen? Erscheint sie ansprechbar und unkompliziert oder unnahbar und reserviert? Verschränkt sie häufig ihre Arme? Neigt sie sich dir eher zu oder von dir weg? Hält sie ihr Gewicht nach hinten und auf einen Fuß verlagert oder steht sie mit beiden Beinen im Geschehen?

10. Augenkontakt |
Schaut sie dir direkt in die Augen oder schaut sie oft nach unten? Sieht sie öfter von dir weg, um zu sehen, wer da vielleicht den Raum betritt, während sie mit dir spricht? Bricht sie den Blickkontakt zuerst oder du?

11. Handschlag |
Wie eine Person jemandem die Hand gibt, sagt einiges über ihren Stil aus. Ist ihr Handschlag fest? Ist es ein beidhändiger Handschlag? Lasch? Wird deine Hand als Wasserpumpe missbraucht? Fühlt es sich an wie ein Machtspiel, etwa wenn die Person deine Hand nach oben dreht, oder schüttelt sie deine Hand so schnell, dass es offensichtlich ist, dass sie dich eigentlich gar nicht anfassen will? Außerdem ist sehr wichtig, was sie beim Händeschütteln sagt. Stellt sie sich mit Vor- und Nachnamen vor? Nennt sie vielleicht nur ihren Nachnamen?

12. Wortwahl |
Ist ihre Wortwahl unterhaltsam, aufregend, aufgeschlossen oder eher reserviert, kontrolliert und leise artikuliert? Ist sie direkt und kommt sie sofort zur Sache oder ist sie detailliert und prozessorientiert? Neigt sie dazu, eine Menge Fragen zu stellen, bevor die Unterhaltung weitergehen kann, oder sagt sie so etwas wie: „Okay, wir können uns die Details später überlegen?“

13. Autos |
Wenn du zu einer Besprechung kommst oder sie verlässt, bemerkst du vielleicht das Auto deiner Gesprächspartnerin. Schau es dir kurz an: ist es ein vernünftiges und wenig auffallendes Auto? Oder vielleicht eine bekannte Marke und teuer? Ist es älter, ein Hybridfahrzeug oder ist es schnell und macht Spaß – besonders wenn es ein Cabriolet ist?

All diese Informationen gehen durch unser Gehirn, wenn wir Menschen zum ersten Mal treffen und versuchen, ihren Stil zu identifizieren. Es sind eine Menge Informationen auf einmal, aber wir versprechen dir, dass dir das in Fleisch und Blut übergeht – wenn du bereit bist, zu üben.

Es gibt hierbei drei Stufen, wie du dieses Wissen einsetzen kannst:

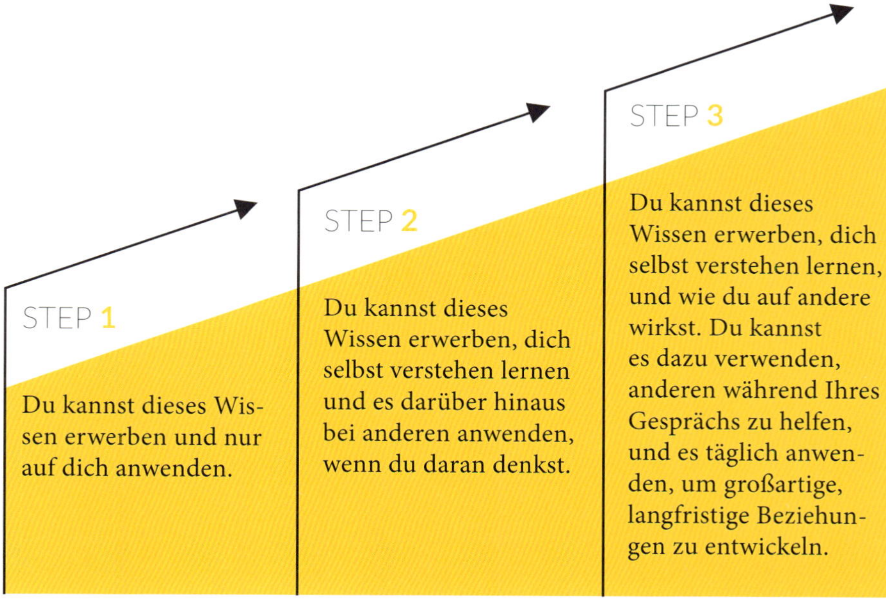

Unserer Erfahrung nach, wenden die meisten Menschen diese Erkenntnisse nicht ganzheitlich an. Selten erreichen sie die Stufe 3. Sie erlangen das Wissen und wenden es nur auf sich an... und wundern sich dann, warum sie nicht die richtigen Resultate in der Kommunikation mit anderen erzielen.

Wir hoffen, dass du mithilfe unserer Information ein bisschen W.I.L.D. wirst.

W.I.L.D. ist eine Person, die...
das Wissen hat, dieses zu implementieren versteht und dann lernt, die Gewohnheiten und Disziplin aufzubringen, um Beziehungen und starke Kommunikation mit anderen zu entwickeln.

Wir glauben, dass, wenn du dir wirklich die Zeit nimmst, dieses Wissen zu erwerben und dir zu eigen zu machen und es dann in deinem täglichen Leben anzuwenden, du die richtigen Beziehungen knüpfen kannst und den gewünschten Erfolg beim Empfehlungsmarketing haben wirst. Davon abgesehen: **Ist es nicht manchmal schön, sich ein wenig W.I.L.D. zu fühlen?**

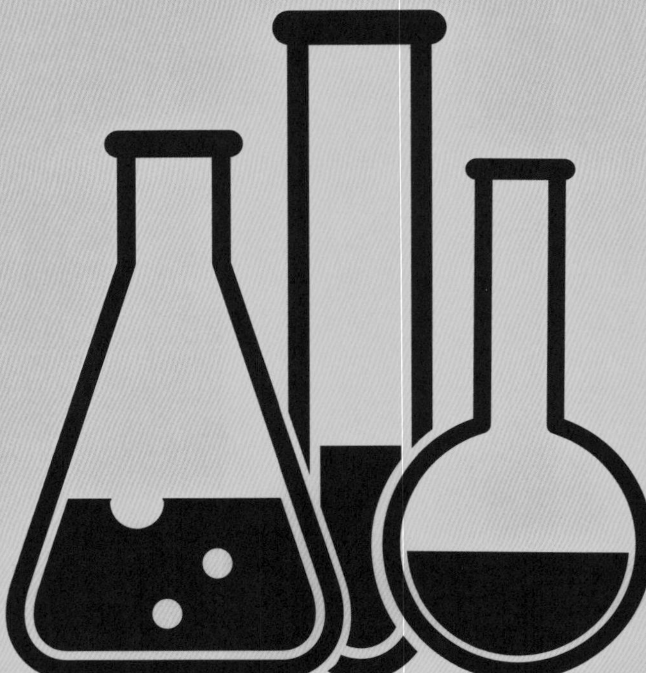

Kapitel 2
Die wissenschaftliche Grundlage von Verhaltensstilen

Menschen sind seit tausenden von Jahren gleichermaßen frustriert und fasziniert von den Unterschieden untereinander. Die frühesten Aufzeichnungen von Versuchen, unsere Unterschiede zu erklären, wurden von Astrologen gemacht, die die Sternkonstellationen aufzeichneten. Die 12 Sternzeichen, die in die vier Grundformationen Erde, Luft, Feuer und Wasser unterteilt wurden, werden heute noch verwendet.

Im antiken Griechenland entwickelte Hippokrates seine Lehre der vier Temperamente: Sanguiniker, Phlegmatiker, Melancholiker und Choleriker. Er war der Überzeugung, dass die Persönlichkeit durch (rotes) Blut, (weißen) Schleim, schwarze Gallenflüssigkeit und gelbe Gallenflüssigkeit geprägt sei. Obwohl das heute reichlich widerwärtig klingt, haben die Menschen jahrhundertelang diese physischen oder leiblichen Ursachen den verschiedenen „Temperamenten" zugeschrieben.

Geachtete Personen aus der Medizin/den Naturwissenschaften, aus der Metaphysik, der Mathematik und der Philosophie haben diese vier Temperamente beobachtet, einschließlich Aristoteles, Empedokles, Theophrastos und, im römischen Zeitalter, auch Galenos. In Shakespeares Dramen finden sich Anspielungen auf die vier Temperamente des Hippokrates.

Noch heute verwenden wir diese Begriffe, besonders in den US-amerikanischen SAT-Hochschulzulassungstests und wenn wir über Babys und Kleinkinder sprechen. „Jason wirkt für ein einjähriges Kind so ernst und melancholisch", oder „Jennifer hat ein heiteres, sonniges Gemüt."

Im Jahr 1923 schrieb Dr. Carl Jung sein berühmtes Buch „Psychologische Typen", das zu dem Zeitpunkt den Höhepunkt wissenschaftlicher Arbeit über Persönlichkeiten darstellte. Er beschrieb ebenfalls vier Verhaltensstile, die in zwei Wahrnehmungsprozesse (Intuition und Empfindung) und zwei Beurteilungsprozesse (Denken und Fühlen) unterteilt werden. Daraus ergeben sich vier Typen (intuitiver Typ, Denktyp, Fühltyp und Empfindungstyp), die sich weiter in introvertierte und extrovertierte Typen aufteilen lassen.

Das zugrundeliegende Vier-Typen-Modell wird in allen Kulturen – im Osten wie im Westen, im Norden wie im Süden – verwendet.

Der amerikanische Psychologe William Moulton Marston entwickelte 1928 eine moderne Variante der Verhaltensprofile. Seitdem wandelten sich die Verhaltensprofile stark, besonders was die Methoden angeht, mit denen Menschen nach Marstons ursprünglichem Modell beurteilt werden.

In seinem Buch „Emotions of Normal People", zeigte Marston sein Interesse daran, wie die Gefühle von Personen sich in physischen Symptomen oder Ausdrucksformen niederschlagen und ausdrücken können. Er kategorisierte Gefühlsausdrücke in die folgenden vier Typen:

D	I	S	G
Dominant	**Initiativ**	**Stetig**	**Gewissenhaft**

Er ordnete diese Typen in ein Zwei-Achsen-Modell ein, das in die folgenden Dimensionen eingeteilt war: Wahrnehmung der Umwelt und ob man sie positiv oder negativ sieht und die Wahrnehmung der eigenen Macht innerhalb dieser Umwelt, d. h. ein Maß, ob man mehr oder weniger Macht hat als die Umgebung.

Mithilfe der Kombination beider Dimensionen, fasste Marston das Modell wie folgt zusammen:

Dominant	Sieht sich mächtiger als die Umwelt an und hat ein negatives Bild von der Umwelt.
Initiativ	Sieht sich mächtiger als die Umwelt an und hat ein positives Bild von der Umwelt.
Stetig	Sieht sich weniger mächtig als die Umwelt an und hat ein positives Bild von der Umwelt.
Gewissenhaft	Sieht sich weniger mächtig als die Umwelt an und hat ein negatives Bild von der Umwelt.

Aufgrund des starken Interesses an Marstons Modell wurde es schnell klar, dass ein Instrument nötig war, mit dem Einschätzungen durchgeführt werden konnten. In den 1940ern versuchten verschiedene Experten genau das zu tun, wobei sie Marstons ursprünglichem Modell und Paradigma verpflichtet blieben.

Bei dem Versuch, einen Test zu erstellen, der bei der Personalauswahl helfen sollte, erstellte der Betriebspsychologe Walter V. Clarke eine Liste von Adjektiven, die potenzielle Arbeitgeber durchgehen konnten, die Bewerber ihrer Meinung nach beschrieben. Interessanterweise traten vier unterschiedliche Persönlichkeitsfelder/Verhaltensstile hervor:

Aggressiv **Gesellig** **Stabil** **Ausweichend**

Bei der Analyse dieser Bereiche stellte Clarke fest, dass sie genau dem Modell, das von Marston etwas über 10 Jahre zuvor entwickelt wurde, entsprachen. Obwohl er das ursprünglich gar nicht vorhatte, konnte Clarke dank dieser Erkenntnis ein komplexes Instrument erstellen, das Menschen aufgrund des Marston'schen Modells einschätzen konnte. Dieses Modell wurde als DiSG®-Profil bekannt.

In den frühen Fünfzigern entschloss sich John P. Cleaver, ein Ingenieur, der dachte, dass „die moderne Geschäftswelt die menschliche Komponente in Arbeitsstellen aus den Augen verloren hatte", seiner Idee nachzugehen, „dass alle Angestellten in Bezug auf Rollenkompatibilität im Unternehmen eingeschätzt und evaluiert werden sollten".

Er buchte die Dienstleistungen von Walter Clarke Associates und gemeinsam feilten sie an Clarkes ursprünglichem Instrument und erstellten eine Methode, die sie Selbstbeschreibungsmethode nannten. Diese Methode erlaubte es, die Anzahl von „sozial wünschenswerten Antworten" zu verringern.

Tatsächlich erleichterte Cleavers benutzerfreundlicher Selbstbeschreibungstest das Verständnis des DiSG®-Modells ungemein. Fast jedes DiSG®-System, das heute in Gebrauch ist, basiert auf Cleavers Material.

Studien mit über 7.000 Teilnehmern weltweit und innerhalb eines breiten demographischen Spektrums haben die Validität von Marstons ursprünglichem DiSG®-Modell, dem Cleaver-Test und den folgenden Variationen bewiesen.
In diesem Buch verwenden wir die Kernkonzepte von DiSG®. Allerdings beziehen wir sie spezifisch auf die eigene Empfehlbarkeit.

»

***Interessanterweise verbindet mich mit Marston einiges.
Nachdem ich in J. P. Cleavers Firma als Berater angefangen hatte,
wurde ich in DiSG® von einem Experten geschult,
der wiederum von J. P. Cleaver selbst geschult wurde.***

Anmerkung von Ivan

?

Kapitel 3
Wer bist du?

Dies ist eine einfache Frage mit einer Riesenmenge an möglichen Antworten:

Wer bist du?

Bist du vielleicht ein Vater, eine Mutter, ein Bruder, eine Schwester, ein Lehrer, eine Anwältin, ein Unternehmer, ein Sportfan, eine Musikliebhaberin, ein Weltreisender... Vermutlich treffen eine oder mehrere Beschreibungen auf dich zu. Aber wer bist du wirklich?

Wenn wir Seminare zum Thema Verhaltensstile geben, werden wir häufig gefragt: *„Ist mein Verhalten angeboren, also genetisch, oder kommt es von der Umgebung, in der ich aufgewachsen bin?“* Welch eine Kontroverse! Es gibt so viele Argumente auf Seiten beider Denkmodelle, dass wir einfach sagen: „Es gibt gute Argumente auf beiden Seiten. Wir wissen allerdings, dass dein Verhaltensstil sich auf deine Empfehlbarkeit in deiner Branche auswirkt – und zwar jetzt.“ Und: Wir sind keine Psychologen, sondern Anwender aus der Praxis.

Meistens kann unser Publikum, ob es sich in einer großen Keynote-Präsentation oder einer Room Full of Referrals®-Seminarsitzung mit 100 anderen Leuten befindet, für sich akzeptieren, dass es wichtiger ist, Verhaltensstile nutzbar zu machen als herauszufinden, wie sie zu ihrem Stil kamen.

Die andere große Frage, die wir oft gestellt bekommen, ist, warum wir diese Merkmale Verhaltensstile nennen und nicht Persönlichkeitsstile. Wir finden diese Frage toll, weil sie viel einfacher zu definieren ist. Persönlichkeit hängt eher mit Psychologie als mit Verhalten zusammen. Sie müssen aber keine Psychologie studiert haben, um das Verhalten von anderen Menschen zu beobachten: es ist einfach, wie sie handeln und auf verschiedene Situationen reagieren.

Wenn jemand in einer Situation ungeduldig ist, neigt er möglicherweise häufiger dazu, ungeduldig zu sein. Wenn du andere gern ermutigst, dann tust du das möglicherweise nicht vereinzelt, sondern öfters. Wenn du eine Menge Detailfragen klären musst, um eine Entscheidung treffen zu können, dann ist das mit hoher Wahrscheinlichkeit oft ein Teil deines Entscheidungsfindungsprozesses. Du siehst, worauf wir hinauswollen …

Der erste Schritt dabei, Verhaltensstile zu verstehen, ist sich selbst zu verstehen. Deswegen wollen wir, dass du zunächst einmal diesen einfachen Test machst. Dadurch erhältst du eine Vorstellung, welcher der vier Verhaltensstile auf dich zutrifft. Wie wir bereits angemerkt haben, ist jeder eine Mischung aus allen vier Stilen, die unterschiedlich intensiv ausgeprägt sind. Behalte im Hinterkopf, dass auch du eine Mischung bist, weil wir dich jetzt bitten wollen, dich auf einen dominanten Stil festzulegen. Für den Rest des Buchs konzentrieren wir uns auf den bei dir dominanten Stil.

Tonys Expertise ist hier besonders wichtig. Tony ist bekannt als der Schöpfer der Platinregel (Platinum Rule®). Die meisten von uns kennen die Goldene Regel:

„Behandle andere so, wie du von ihnen behandelt werden willst."

Im Gegensatz dazu lautet die Platinregel:

„Behandle andere so, wie sie von dir behandelt werden wollen."

Anders formuliert: *„Akzeptiere andere, wie sie sind."*

Grundsätzlich sollten wir niemals davon ausgehen, dass andere Menschen genauso ticken wie wir und dass sie wie wir behandelt werden wollen.

Lob für die Platinregel

„Dr. Tony Alessandras Arbeit vermittelt effektive Erkenntnisse auf brillante Weise, die Kommunikation in jeder Situation besser macht."
Dr. John Gray, | Autor, *„Männer sind anders, Frauen auch"*

„[Dieses Konzept] ist ein Elixier für das Gehirn! Es vermittelt spielerische und nützliche Einblicke in die Kunst, geschäftliche und persönliche Beziehungen zu verbessern. Tony Alessandra ist ein Experte und ich empfehle Ihnen, dass Sie ihm zuhören."
Jack Canfield | Mitautor, *„Hühnersuppe für die Seele"*

„[Dieses Konzept] bricht alle alten Regeln der Kommunikation. Es ist voll von Handlungsstrategien, die sich wie ein Laser zum Kern der menschlichen Persönlichkeit durchschneiden... Ihrer und der Ihrer Kunden. Unterschätzen Sie seine Wirkung nicht. Ein Mittel zum Lernen und Geld verdienen für die heutige Zeit."
Harvey Mackay | Autor, *„Schwimm mit den Haien ohne gefressen zu werden"*

„Die Gelassenheit, die wir entfalten können, wenn wir auf dieses Konzept vertrauen, hilft, sich stärker auf das zu fokussieren, was wichtig ist: Den Beziehungsaufbau zu anderen Menschen. Insbesondere beim Netzwerken und in komplexen Kommunikations-Situationen innerhalb einer Gruppe ist es hilfreich, nicht von sich auf andere zu schließen, sondern sich echte Mühe zu geben, den anderen ganz zu erfassen und ihn oder sie zu akzeptieren. Auch, wenn das bisweilen schwierig ist und anstrengend. Aber niemand hat gesagt, dass Kommunikation ohne Bemühung funktioniert."
Frederik Malsy | Netzwerk-Experte, Co-Autor dieser Buch-Ausgabe und Autor von *„Der Empfehlungsmagnet"*, *„ImproPower. Die Kraft der Improvisation in Alltag und Beruf"* und *„Transforming Business into Magic Moments. Inspirationen I"*

„Die Platinregel ist moderne Kommunikation, sie gibt den Anwendern die Möglichkeit, das Gegenüber dort abzuholen, wo es steht und hilft dabei, in der Kommunikation auf Augenhöhe gemeinsam mehr zu erreichen. Es ist ein wertvolles Handwerkszeug, das ich in meiner langjährigen Führungserfahrung, in der ich für über 200 Mitarbeiter verantwortlich war, gerne genutzt habe, um meine Mitmenschen respektvoll und fair zu behandeln."
Nicolai Lennartz | Netzwerker und Franchise-Nehmer von Asentiv Wiesbaden und BNI Wiesbaden/Mainz und Co-Autor dieser Buch-Ausgabe

„[Dies] ist der unbezahlbare Schlüssel zur Tür der Selbststärkung, Produktivität und aller geschäftlichen und persönlichen Beziehungen. Es ist einfach das wichtigste Führungskonzept, das ich in meinem ganzen Leben kennengelernt habe!"
Denis Waitley, Autor, *„Empires of the Mind" und „Nur wer handelt kann gewinnen"*

»

Behandle andere so, wie sie von dir behandelt werden wollen.

Die Platin-Regel von Tony

Als Tony ein junger Mann war, lernte er diese Lektion aus erster Hand, als er von New York nach San Diego zog. Er nahm die Goldene Regel wörtlich, indem er die Leute in San Diego so behandelte, wie er behandelt werden wollte... als New Yorker. Er fiel mit der Tür ins Haus, er trat zu bestimmt auf und war einfach „zu schnell“ für die gelassenen Leute an der Westküste.

Er eckte bei vielen Leuten an, was dazu führte, dass sie mauerten. Er erhielt wenig positive Rückmeldungen auf seine Anfragen.

Zum Glück erkannte er bald, dass Menschen unterschiedlich sind und dass jeder anders behandelt werden muss. Als er selbstkritischer wurde, prägte er den Begriff Platinregel (The Platinum Rule®). Die Platinregel ist eine einfühlsamere Version der alten Goldenen Regel. Sie besagt, dass man das Verhalten von anderen verstehen und mit ihnen in einem Stil interagieren sollte, der für sie gut ist, nicht nur für dich selbst.

„Als Strategieberaterin habe ich mit unterschiedlichen Klientinnen und Klienten zu tun. Nach der Schulung ‚Ein Raum voller Empfehlungen‘ mit Frederik habe ich erneut verstanden, wie ich mit Kunden und Netzwerkpartnerinnen noch besser kommuniziere. Für mich ist es sehr wichtig und hilfreich, mich auf unterschiedliche Menschen und Situationen einzulassen, auf meine Kundinnen, deren Mitarbeiter und meine Kolleginnen und Kollegen aus meinen Netzwerken.“
Annette Lipfert, „Wild Chapter“, Strategieberaterin aus Wiesbaden und BNI-Gebietsdirektorin in der Region Wiesbaden/Mainz

„Mein Mann und ich konnten von dieser 4-stündigen Veranstaltung sehr profitieren. Wir haben außerordentlich viel Wissen und Praxisanteile mitgenommen, die wir als Polizeibeamte und Trainer sofort in unserem Alltag - sowohl privat als auch beruflich – einbringen konnten. Sie haben unterschiedliche Persönlichkeitsmuster in Denken und Handeln vorgestellt und in diesem Kontext wirkungsvolle Tipps zum Empfehlungsmarketing gegeben. Diese wurden von uns am nächsten Tag bei einer Netzwerkveranstaltung sofort erfolgreich umgesetzt. Insgesamt haben Sie mit der Art der Durchführung, mit Ihrem Wissen und Ihrer Authentizität so überzeugt, dass wir uns sofort entschlossen haben, [...] ihre Asentiv-Seminare zum Thema zu besuchen“.
Annette Lüders | Wolfenbüttel | www.mordimseminar.de

„Im Dezember 2017 habe ich sowohl das Seminar ‚Ein Raum voller Empfehlungen‘ als auch anschließend das vertiefende, persönliche Coaching bei Frederik Malsy genießen dürfen. Genießen ganz besonders deshalb, weil es für mich zu den besten Weiterbildungsmaßnahmen gehört, an denen ich jemals teilgenommen habe. [...] Durch meine Analyse und das entsprechende, absolut nachvollziehbare Ergebnis konnte ich

mir spontan erklären, warum es in der Vergangenheit mit dem ein oder anderen Kunden nicht so gut geklappt hat... Und wie ich in Zukunft etwas daran ändern kann!"
Peter Leja | Vermögensberater | www.investmanufaktur.de

Wenn du deinen eigenen Stil verstehst und wie er sich von den Stilen anderer unterscheidet, kannst du deine Herangehensweise so angleichen, dass du mit anderen auf „gleicher Wellenlänge" bist. Deswegen verändern sich deine Ideen nicht – aber du kannst ändern, wie du deine Ideen präsentierst. Wir bezeichnen dies als Anpassungsfähigkeit.

Anpassungsfähige Menschen erkennen, dass zwischen ihrem inneren Selbst (wer sie sind) und ihrem äußeren Selbst (wie sie handeln) ein Unterschied besteht. Anpassungsfähig zu sein bedeutet einfach, das eigene Verhalten zu ändern, nicht jedoch die Persönlichkeit, Werte oder Überzeugungen.

Anpassungsfähige Menschen entscheiden sich bewusst dafür, ihr Verhalten an eine bestimmte andere Person, eine Situation oder an ein Ereignis anzupassen. Weniger anpassungsfähigere Menschen dagegen reagieren, wie sie es gewohnt sind, egal ob ihre Reaktion angemessen oder wirkungsvoll ist oder nicht.

Eine wichtige Unterscheidung von Tony

Die Platinregel basiert auf beobachtbaren Verhaltensweisen, NICHT auf „Persönlichkeiten" oder „Temperamenten". Diese Unterscheidung ist wichtig, da Menschen ihre Verhaltensweise plötzlich ändern können.

Wenn du lernst, dich dem dir entgegengebrachten Verhalten anzupassen, dann wirst du auf gleicher Wellenlänge sein. Menschliche Persönlichkeiten sitzen tief und verändern sich nur langsam, aber Verhaltensweisen können sich blitzschnell ändern.

Die Ziele der Platinum Rule® sind persönliche Chemie und produktive Beziehungen. Du musst nicht deine Persönlichkeit ändern. Du musst dich nicht komplett verleugnen und dich anderen unterwerfen. Du musst nur verstehen, was die Menschen antreibt und erkennen, wie sie damit umgehen wollen.

Dawns Geschichte | An einen Stil angepasstes Verkaufsgespräch

Vor kurzem brauchte ich für mein Unternehmen vier Reklametafeln. Ein örtliches BNI-Mitglied in der Branche wurde mir empfohlen. Er kam zu mir nach Hause und lud sieben oder acht Tafeln aus seinem Wagen aus.

Ich hörte ihm etwa zwei Minuten geduldig zu, wie er über zwei der Tafeln etwas sagte, bevor ich ihn unterbrach:

„Matt, haben Sie schon einmal von Verhaltensstilen gehört?“ fragte ich.

„Nun, ich habe gehört, wie einige Mitglieder von BNI-Chapters darüber geredet haben“, antwortete er. *„Aber ich habe das Room Full of Referrals®-Programm noch nicht mitgemacht.”*

„Kann ich Ihnen einige Ratschläge bezüglich meines Stils geben?“ „Klar“, sagte er vorsichtig.

Ich fuhr fort: *„Ich bin jemand, der wirklich keine Details benötigt. Ich muss wissen, welche Tafel die Beste ist, wie viel sie kostet, ob ich sie zusammenbauen muss, oder ob Sie das für mich erledigen und wie schnell ich sie bekommen kann. Wenn Sie mir das sagen, werde ich jetzt eine Entscheidung fällen. Und Sie werden dieses Haus mit einem Auftrag über vier Tafeln in der Tasche verlassen.“*

Ich ließ ihm ein wenig Zeit, dies zu verarbeiten, und sagte dann: *„Ich hätte gern, dass Sie folgendes tun: Wählen Sie Ihre besten zwei Tafeln aus. Ich gehe kurz hinein und tätige einen Anruf. Wenn ich wiederkomme, können Sie mir die Unterschiede zwischen beiden Tafeln und die Preise nennen und sagen, wie schnell ich sie bekommen kann. Dann wären wir hier fertig. Klingt das gut?“*

Er war ein wenig erstaunt, dass ich so direkt war, antwortete aber, dass es ihm recht sei. Ich ging hinein, um meinen Anruf zu tätigen, und als ich zurückkam, sagte Matt: *„Diese Tafel hat diese Eigenschaften, die andere nicht. Diese kostet folgenden Betrag und die andere kostet 15 € mehr, weil ich sie zusammenbauen muss. Diese kann ich Ihnen in vier Tagen beschaffen und für die andere benötige ich sieben Tage. Ich empfehle Ihnen, dass Sie diese bestellen.“*

„Das klingt super“, sagte ich. *„Wie viel kosten vier davon mit diesen Logos? Und wohin überweise ich das Geld?“*

Gesagt, getan. Verkauft. Einfach.

Wenn ich Matt nicht gesagt hätte, wie man an mich verkauft, hätte ich gedacht, dass er meine Zeit verschwendet und hätte kein besonders gutes Gesamterlebnis mit ihm gehabt. Beim nächsten Mal, wenn ich eine Tafel benötigt hätte, wäre es wegen des verpatzten ersten Termins unwahrscheinlicher gewesen, dass ich mich erneut an ihn gewendet hätte. Ich kann ihm geduldig zuhören und mich auf seinen Stil einlassen. Andere können das nicht, deswegen habe ich ihn auf die Unterschiede aufmerksam gemacht, damit er für das Thema sensibilisiert wird. Und dadurch am Ende mehr verkauft und bessere Kundenerlebnisse erzeugen kann.

Jedes Mal, wenn wir ein Gespräch beginnen, wenn wir jemanden treffen oder mit jemandem zusammenkommen, bringen wir unseren eigenen Verhaltensstil mit. So sind wir eben. Matt hat nichts falsch gemacht. Er ist ein großartiger Kerl. Er hat einfach eine Verkaufsstrategie gewählt, die ihm liegt, anstatt einer anderen, die ich bevorzuge. Ich würde heute immer wieder zu Matt zurückgehen und mit ihm Geschäfte machen, weil er jetzt weiß, wie er mit mir umgehen muss und mich so behandelt, wie ich behandelt werden will!

Welchen Stil hast du?

Lass uns herausfinden, welchen Stil du hast. Behalte dabei im Hinterkopf, dass dies eine ganz einfache Bewertung darstellt. (Wenn du über die Grundlagen hinausgehen willst, kannst du von uns eine gründlichere Bewertung erhalten, zusammen mit einem 27-seitigen Bericht nur über dich.)

Sobald du deinen dominanten Stil identifiziert hast, wollen wir, dass du auch einschätzt, wo du dich mit deinem Empfehlungsmarketing befindest, weil das ebenfalls Einfluss auf Verhaltensstile hat.

Bewerte deinen Verhaltensstil

Anleitung: Du siehst hier zwei Spalten mit entgegengesetzten Verhaltensweisen. Bitte setze ein Häkchen in das Feld neben der Beschreibung, die am Besten auf dich passt. Wenn du fertig bist, zähle die Häkchen in jedem Abschnitt zusammen.

»

Du musst nicht deine Persönlichkeit ändern. Du musst dich nicht komplett verleugnen und dich anderen unterwerfen. Du musst nur verstehen, was die Menschen antreibt und erkennen, wie du damit umgehen willst.

Ich neige dazu, folgendermaßen zu handeln

☐ In der Regel reagiere ich langsam/ bewusst.	☐ In der Regel reagiere ich schnell/ entschieden.
☐ In der Regel stelle ich Fragen bzw. ich spreche zögernd und indirekt.	☐ In der Regel mache ich emphatische Aussagen oder drücke meine Meinung klar aus.
☐ In der Regel trage ich selten zu Gruppenunterhaltungen bei.	☐ In der Regel trage ich häufig zu Gruppenunterhaltungen bei.
☐ Ich überdenke Entscheidungen gern, bevor ich sie treffe.	☐ Ich treffe schnelle Entscheidungen.
☐ Ich bin geduldiger als die meisten.	☐ Ich bin weniger geduldig als die meisten anderen.
☐ Ich erscheine anderen als eher reserviert.	☐ Ich erscheine anderen als eher bestimmt.
☐ Ich bin risikoscheu.	☐ Ich bin risikofreudig.
☐ Ich höre tendenziell eher zu als dass ich rede.	☐ Ich neige dazu, mehr zu sprechen als zuzuhören.
☐ In der Regel reagiere ich langsam und indirekt auf Konflikte.	☐ In der Regel reagiere ich schnell und direkt auf Konflikte.

Bitte addiere all deine Häkchen für jede Spalte auf.

___ Gesamtzahl ___ Gesamtzahl

Die linke Spalte weist auf ein langsameres, die rechte auf ein höheres Tempo hin. Ausgehend von meinen Summen bin ich eher:

☐ langsamer oder schneller ☐
(kreuze die Antwort an)

Ich neige dazu, folgendermaßen zu handeln

- Ich finde es einfach, persönliche Gefühle anderen mitzuteilen/mit anderen zu diskutieren.
- Ich neige dazu, die Initiative zu ergreifen und mich anderen selbst vorzustellen.
- In der Regel reagiere ich auf die Pläne, Interessen und Sorgen anderer.
- In der Regel interagiere ich mit anderen auf eine ungezwungene und informelle Art und Weise.
- In der Regel arbeite ich lieber mit anderen als Teil einer Gruppe oder eines Teams.
- Ich neige dazu, mich vorwiegend auf persönliche Beziehungen statt auf Aufgaben zu konzentrieren.
- Wenn ich Entscheidungen treffe, verlasse ich mich mehr auf Gefühle statt auf Fakten.
- Mich lernt man leicht kennen.
- Ich bin offen dafür, mit Menschen Beziehungen einzugehen.

- Für mich sind persönliche Gefühle privat und ich teile sie nur mit, wenn es nötig ist.
- Ich neige dazu, zu warten, bis andere sich mir vorstellen.
- In der Regel konzentriere ich mich auf die eigenen Pläne, Interessen und Anliegen.
- In der Regel interagiere ich mit anderen eher förmlich und korrekt.
- Ich arbeite gerne selbstständig.
- Ich neige dazu, mich vorwiegend auf Aufgaben statt auf persönliche Beziehungen zu konzentrieren.
- Wenn ich Entscheidungen treffe, verlasse ich mich mehr auf Fakten statt auf Gefühle.
- Es braucht Zeit, bis man mich kennenlernt.
- Ich bin zurückhaltend, wenn es darum geht, mit Menschen Beziehungen einzugehen.

Bitte addiere all deine Häkchen für jede Spalte auf.

___ Gesamtzahl

___ Gesamtzahl

Die linke Spalte ist menschenorientiert und die rechte Spalte ist eher aufgabenorientiert. Ausgehend von meinen Summen bin ich eher

☐ menschenorientiert oder aufgabenorientiert ☐
(kreuze die Antwort an)

Was also bedeutet das? Sieh dir die folgenden Optionen an, um den bei dir dominanten Verhaltensstil zu erfahren.

Wenn du die Option ‚langsamer' und ‚menschenorientiert' gewählt hast, dann heißt dein Stil

Nurturer

sind im Allgemeinen fürsorgliche, nachdenkliche Menschen, denen es Spaß macht, anderen Menschen zu helfen. Sie haben eine starke Abneigung gegenüber Konfrontationen, weil sie die Gefühle anderer Menschen nicht verletzen wollen.

Wenn du die Option ‚schneller' und ‚menschenorientiert' gewählt hast, dann heißt dein Stil

Promoter

Promoter sind im Allgemeinen gesellige, lustige Menschen, die Trubel lieben, gern im Rampenlicht stehen und denen es wichtig ist, dass Leute sie mögen.

Wenn du die Option ‚langsamer' und ‚aufgabenorientiert' gewählt hast, dann heißt dein Stil

Examiner

Examiner sind im Allgemeinen methodische, prozessorientierte Menschen, denen es Spaß macht, Aufgaben zu erfüllen und denen zu viel Wirbel ohne Faktenbezug missfällt.

Wenn du die Option ‚schneller' und ‚aufgabenorientiert' gewählt hast, dann heißt dein Stil

Go-Getter

Go-Getter sind im Allgemeinen sehr ehrgeizige, an Herausforderungen orientierte Menschen, die meist gewinnen wollen und es nicht leiden können, irgendwo falsch zu liegen oder sich zu irren.

Dieser einfache Test ist wichtig, weil er dir dabei helfen wird, dich selbst kennenzulernen und sicherzustellen, dass du das Meiste aus diesem Buch herausholen kannst. Um es noch einmal zu sagen: Obwohl du jetzt deinen dominanten Stil bestimmt hast, bedeutet das nicht, dass du keine der anderen Qualitäten in dir hast.

Bestimmung der Verhaltensstile anderer

Allein ein Verständnis der vier oben genannten Kriterien (schneller, langsamer, aufgabenorientiert und menschenorientiert) kann definitiv dabei helfen, den Stil anderer Menschen zu identifizieren. Denke an deine Freunde oder Mitarbeiter: Sind sie schneller oder langsamer?

Reden sie schnell, gehen sie schnell und treffen sie schnelle Entscheidungen? Oder nehmen sie sich Zeit, sprechen sie ein wenig langsamer und denken über Dinge länger nach? Sind sie eher menschenbezogen oder eher aufgabenbezogen? Das heißt, konzentrieren sie sich immer darauf, etwas zu erreichen, schreiben sie Listen und haken sie Einträge darauf ab und arbeiten sie an Projekten? Oder beschäftigen sie sich eher damit, über die im Projekt involvierten Menschen zu sprechen statt über das Projekt selbst?

Wenn du dir diese Fragen stellst, kannst du einige Vermutungen über die Menschen in deinem Leben anstellen und welcher Stil auf sie zutreffen könnte?

Tonys Geschichte | Zwei Menschen in einer Warteschlange

Ich liebe es, Leute zu beobachten, besonders in der Öffentlichkeit. Hier finde ich meine besten Beispielgeschichten. Ich beobachtete neulich eine Situation in einer Bank.

Wir alle stehen Schlange – wir sind bestimmt 20 Leute. Nur ein Schalter ist offen. Außerdem sitzen zwei Kassiererinnen da. Ich habe keine Ahnung, was die machen. Sie sitzen einfach nur da.

Und jetzt sehe ich eine „schnellere" Person und eine „ruhigere" Person ans Ende der Schlange kommen. Alle hassen Warteschlangen. Aber sie gehen damit sehr unterschiedlich um.

Die „ruhigere" Person kam mit gesenktem Kopf hinein, langsam und reserviert. Er blickte auf, seufzte über die lange Schlange und murmelte, dass da zwei Kassiererinnen nur herumsaßen, obwohl da eine Schlange mit 20 Leuten wartete. *„Ich komme zu spät zur Arbeit,"* sagte er zu sich und schüttelte den Kopf.

Natürlich ging die direkte, schnellere Person ganz anders damit um. Eine direkte Person erkennt man übrigens, wenn man nur auf ihr Tempo achtet. Er kam schnell herein und, als er die Schlange sah, beschwerte er sich sofort bei jedem, der in Hörweite war. *„Ich glaube das nicht"*, sagte er, *„Seht Euch nur diese Schlange an."* Und: *„Ich komme zu spät zur Arbeit."*
Als er sah, dass die beiden Kassiererinnen nur herumsaßen, verlangte er mit lauter Stimme, dass sie aufmachen sollten.
Was sie prompt taten.

Im nächsten Kapitel werden wir uns den Verhaltensstilen in mehr Details zuwenden, und du wirst wesentlich mehr Informationen über deinen dominanten Stil erhalten. Im Moment ist folgendes wichtig: wenn du damit beginnst, den Stil eines anderen zu identifizieren, dann hilft es enorm, wenn du ihn als schneller, langsamer, aufgabenorientiert und menschenorientiert einordnen kannst. Machen wir das doch einfach:

Schreib dir die Namen von drei Leuten auf, die …
schneller sind.

1

2

3

langsamer sind.

1

2

3

Nimm dir jetzt die gleichen Personen vor und frag dich, ob sie menschenorientiert oder aufgabenorientiert sind. Trag entsprechend die Namen in die Liste ein.

Menschenorientiert

1

2

3

Aufgabenorientiert

1

2

3

Blättere jetzt zurück und sieh dir die Überschriften für jede Gruppe und für den dominanten Stil jeder Person an. Ziemlich einfach, nicht wahr?

Hier ist eine kurze Frage: Kannst du nach der Lektüre von Dawns Geschichten, den Stil von Dawn identifizieren? Denk daran, in Kontrastpaaren zu denken: also schneller/langsamer und menschenorientiert/aufgabenorientiert. Was denkst du? Markiere eine Lösung:

- Nurturer
- Promoter
- Examiner
- Go-Getter

Wir werden diese Frage nicht direkt beantworten. Wir wollen nur, dass du dir bewusst bist, wie du rein anhand der bisher erhaltenen Informationen beginnen kannst, die Verhaltensstile anderer Leute einzuschätzen. Später im Buch werden wir dich auch bitten, Tonys und Ivans Stile zu bestimmen.

Dies war natürlich ein ganz einfacher Test. Wir würden dir jetzt gern einen Weg aufzeigen, wie man ein wahrhaftig besseres Verständnis erwerben kann.

Du kannst einen Test machen, bei dem du einen 27-seitigen Bericht über dich erhältst. Zusätzlich kannst du bei diesem Test auch ein 90-minütiges Coaching buchen, das entweder live oder per Skype durchgeführt wird. Alle Informationen dazu erhältst du unter **www.ein-raum-voller-empfehlungen.de.**

Außerdem empfehlen wir dir den Besuch unseres Live-Seminars „Ein Raum voller Empfehlungen", dort erlebst du alles, worüber wir in diesem Buch berichten, in der Praxis. Unter www.ein-raum-voller-empfehlungen.de findest du alle Termine, an denen du das Seminar besuchen kannst.

Hier sind einige Vorteile, die du mit dem Erwerb des Berichts erhältst:

- Du erwirbst ein detaillierteres Verständnis deines dominanten Stils.
- Du erhältst ein besseres Bild davon, wie die Mischungen zusammenwirken.
- Du erhältst Ideen, wie du dich an andere anpassen kannst.
- Du erlernst Methoden, die Konversationen mit anderen einfacher machen.
- Du wirst dazu befähigt, andere Stile in deinem Leben zu identifizieren.
- Du wirst besser verstehen, wie man sich anderen gegenüber angemessen verhält.
- Du wirst genau verstehen, wie man beim Aufbau besserer Beziehungen Zeit sparen kann.
- Du wirst effektiver darin werden, die „richtigen" Beziehungen für dich auszuwählen.
- Du wirst in die Lage versetzt, dass andere sich beim Netzwerken mit dir besser fühlen.
- Zu guter Letzt erwirbst du eine der wichtigsten Fähigkeiten überhaupt ... andere Leute zu verstehen und warum sie tun, was sie tun!

Wenn du deinen Online-Test machst und sofort deinen 27-seitigen Bericht über dich erhalten möchtest, das Seminar besuchen oder ein persönliches Coaching vereinbaren willst, dann findest du weitere Informationen unter:
www.ein-raum-voller-empfehlungen.de

Wenn du den Online-Test machen möchtest, dann nimm dir die Zeit, den Bericht genau zu lesen, bevor du mit dem Buch weitermachst. Das wird dir dabei helfen, die Information in diesem Buch besser zu verarbeiten. Mit dem Bericht verstehst du besser, wie dein Stil alles, was du tust, beeinflusst. Er hilft in vielerlei Hinsicht.

Bewahre ihn am besten stets griffbereit auf. Wenn du beispielsweise zu einem wichtigen Termin gehst, kann es hilfreich sein, sich den Abschnitt zur Anpassung an andere Verhaltensstile in deinem Bericht noch einmal anzusehen, sodass du deinen Stil an den der Person anpassen kannst, die du treffen wirst.

Verhaltensstile und Empfehlungsmarketing

Jetzt, wo wir den bei dir dominanten Verhaltensstil identifiziert haben, lass uns eine Vorstellung davon bekommen, wie man diese Information im Empfehlungsmarketing anwenden kann. Wir haben den Begriff Empfehlungsmarketing nun mehrere Male verwendet, und würden jetzt gern ein paar Minuten darauf verwenden, zu definieren, was wir mit Empfehlungsmarketing meinen. Wir sprechen nicht über Networkmarketing, Multi-Level-Marketing oder Direktverkäufe.

»

„Der Workshop „Room Full of Referrals“, den ich bei Dir besucht habe, war eines der wenigen Trainings, das ich als herausragend bezeichnen kann. Die Trainingsinhalte haben mich persönlich sehr viel weitergebracht. In meinem jetzigen Berufsbild als Weinhändler habe ich sehr viel mit unterschiedlichen Menschen und Altersgruppen zu tun, die sich täglich von mir beraten lassen. Insbesondere aber auf Weinmessen und Veranstaltungen muss ich die richtige Ansprache finden, um die Menschen von meinen Weinen zu begeistern und diese erfolgreich zu verkaufen. Nach dem Workshop „Room Full of Referrals“ gehe ich heute viel bewusster in eine andere Ansprache über, als ich das vorher gemacht habe. Das führt dazu, dass ich viel schneller eine Beziehung zu meinem Gegenüber aufbaue und ich somit viel schneller zu guten Ergebnissen komme.“

Sven Weisheit | Weinhändler aus Mainz | www.traubenglueck.de

Wir konzentrieren uns in diesem Buch darauf, wie du Empfehlungen für dein Unternehmen generieren kannst.

Als Geschäftsinhaber oder als Unternehmerin sollten wir alle schriftliche Businesspläne für unsere Firmen haben, oder? Wir hoffen jedenfalls, dass du einen hast. Wenn dies nicht der Fall ist, lass dir einen guten Business-Coach empfehlen und erstelle mit seiner Hilfe einen guten Businessplan.

In deinem Businessplan befinden sich vermutlich Abschnitte über Einnahmen, Ausgaben, Prognosen, Informationen zum Zielmarkt und, natürlich, ein Marketingkonzept. Es gibt mehrere Möglichkeiten, wie Unternehmen sich vermarkten können: PR, Kaltakquise, Werbung, Mundpropaganda, etc. Hinter jeder Art von Marketing sollte ein Mini-Plan stecken. Wie viel Zeit, Mühe und Geld braucht man dafür?

Unsere Frage ist also: Hast du einen schriftlichen Empfehlungsmarketingplan für dein Unternehmen? Nein? Willkommen im Club. Wir schätzen, dass 99,5 % der Unternehmer, mit denen wir sprechen, keine schriftlichen Empfehlungsmarketingpläne für ihr Unternehmen haben. Die 0,5 %, die einen schriftlichen Empfehlungsmarketingplan haben, sind meist unsere Asentiv-Kunden!

Mache nun einen weiteren, einfachen Test, der auf deinem Wissen über Verhaltensstile und Methoden des Empfehlungsmarketings basiert. Du wirst diesen Test am Ende dieses Buches wiederholen, um herauszufinden, wie viel du gelernt hast! Bitte beantworte die folgenden Fragen anhand deines derzeitigen Wissenstandes. Kreuze die Zahl an, die am besten auf dich zutrifft.

Ich verstehe die Stärken und Schwächen aller vier Verhaltensstile.

Niedrigste 0 1 2 3 4 5 Höchste

Ich verstehe, wie mein eigener Stil sich auf meine Empfehlbarkeit auswirkt.

Niedrigste 0 1 2 3 4 5 Höchste

Ich kann die Stile meiner zehn besten Empfehler identifizieren.

Niedrigste 0 1 2 3 4 5 Höchste

Bei Netzwerk-Veranstaltungen kann ich die vier verschiedenen Stile beobachten.

Niedrigste 0 1 2 3 4 5 Höchste

Wenn ich jemandem begegne, kann ich seine oder ihre ausgeprägtesten beiden Stile innerhalb von 20 – 30 Sekunden identifizieren.

Niedrigste 0 1 2 3 4 5 Höchste

Ich verstehe die Sprache aller vier Stilrichtungen.

Niedrigste 0 1 2 3 4 5 Höchste

Wenn ich jemanden treffe, kann ich sofort mit ihm in seiner Sprache ein Gespräch beginnen.

Niedrigste 0 1 2 3 4 5 Höchste

Wenn ich jemanden treffe, kann ich mein Tempo, meine Gesten und meinen Ton ändern.

Niedrigste 0 1 2 3 4 5 Höchste

Wenn ich jemandem begegne, kann ich das Gespräch so gestalten, dass der andere das Gespräch zu schätzen weiß.

Niedrigste 0 1 2 3 4 5 Höchste

Wenn ich mit Empfehlern zusammenarbeite, passe ich mich immer ihrem Stil an.

Niedrigste 0 1 2 3 4 5 Höchste

Wenn ich mit Empfehlern zusammenarbeite, weiß ich, wie sie ihrem Stil entsprechend behandelt werden möchten.

Niedrigste 0 1 2 3 4 5 Höchste

Bei der Pflege von Empfehlungsbeziehungen verwende ich ihren Verhaltensstil.

Niedrigste 0 1 2 3 4 5 Höchste

Wenn ich mit Empfehlern arbeite, lasse ich mir von ihnen den Stil der empfohlenen Interessentin beschreiben, bevor ich sie zum ersten Mal treffe.

Niedrigste 0 1 2 3 4 5 Höchste

Wenn ich mit Empfehlern arbeite, belohne ich sie je nach ihrem Verhaltensstil.

Niedrigste 0 1 2 3 4 5 Höchste

Beim Arbeiten mit Empfehlern ist mir immer bewusst, welchen Stil sie haben und wie ich diesen Stil am besten respektieren kann.

Niedrigste 0 1 2 3 4 5 Höchste

Bitte addiere deine Punkte jetzt. ______________________

Dann vergleiche dein Ergebnis mit den Beschreibungen unten, um deinen derzeitigen Kenntnisstand bezüglich Verhaltensstilen und wie diese mit Empfehlungsmarketing zusammenhängen abzulesen.

Ich möchte gern etwas lernen (1-20 Punkte)

Du hörst vielleicht zum ersten Mal etwas zum Thema Verhaltensstile. Wenn das so ist, dann gratulieren wir dir dazu, gegenüber neuen Informationen offen zu sein! Vielleicht hast du auch davon gehört, hast aber nie einen formalen Test gemacht, um deinen Stil einzuschätzen. Nichtsdestotrotz bist du bis hierher gekommen, und dieses ist das einzige Buch, von dem wir wissen, dass es Verhaltensstile im Kontext von Empfehlungsmarketing behandelt. Lies weiter... Du wirst dich wundern, was du über dich und über andere lernen wirst! Du bist auf der Stufe der unbewussten Inkompetenz: Du weißt nicht, was du nicht weißt, ABER du möchtest etwas lernen!

Ich weiß schon etwas, möchte aber mehr erfahren (21-45 Punkte)

Wir vermuten, dass du vielleicht schon einmal einen Test gemacht hast und dass du weißt, dass Verhaltensstile existieren. Möglicherweise merkst du auch direkt, wenn du mit einigen Leuten auskommst, mit anderen jedoch auf Kriegsfuß stehst. Du bist wahrscheinlich ziemlich auf Vernetzung und Empfehlungen konzentriert. Du würdest gern mehr über das „wie" erfahren. Du möchtest wissen, wie dein nächster Schritt aussieht. In vielen Fällen wird dir vielleicht im Nachhinein klar, dass der Grund, weswegen du ein bestimmtes Geschäft nicht gemacht hast oder weswegen eine Unterhaltung nicht gut verlaufen ist, war, weil du zu wenig über Verhaltensstile weißt. Du befindest dich auf der Stufe der bewussten Inkompetenz, und damit auf dem richtigen Weg!

Ich bin bereit, mein Wissen öfter zu verwenden (46-65 Punkte)

Du weißt genau, wer du bist und du kannst die Stile anderer Leute ebenfalls identifizieren. Du weißt eine Menge über Verhaltensstile und kannst dich den Stilen anderer zu einem gewissen Grad anpassen. Du netzwerkst aktiv und pflegst deine Empfehler-Kontakte. Du bist entschlossen, 100 % deines Geschäfts durch Empfehlungen zu machen. Du bist auf der Stufe der bewussten Kompetenz, möchtest dich aber weiter verbessern, sodass diese Ideen dir in Fleisch und Blut übergehen

Du bist W.I.L.D.! (66 – 75 Punkte)

Du hast das Wissen, du wendest dein Wissen an und du entwickelst auf diese Weise andauernde Empfehlungspartnerschaften. Du hast dieses Wissen in langen Jahren erworben und verwendest viel Zeit und Energie darauf, es bei der Arbeit mit Empfehlern anzuwenden. Du bist eine Person, die sich ihrer Wirkung immer bewusst ist, eine die ihren eigenen Stil immer einschätzen kann und ihn so anpassen kann, dass du anderen nützt. Herzlichen Glückwunsch: du behandelst andere mit Respekt! Vermutlich erzeugst du über 60 % deines Geschäftsvolumens durch Empfehlungen. Du befindest dich auf der Stufe der unbewussten Kompetenz. Die Prozentzahl deines Geschäftsvolumens, das du durch Empfehlungen generierst, kann nur steil nach oben gehen.

Die vier Stufen der Kompetenz

Wenn du von den vier Stufen der Kompetenzentwicklung bisher noch nichts gehört hast: hier ist ein kurzer Überblick des Weges von der unbewussten Inkompetenz zur unbewussten Kompetenz.

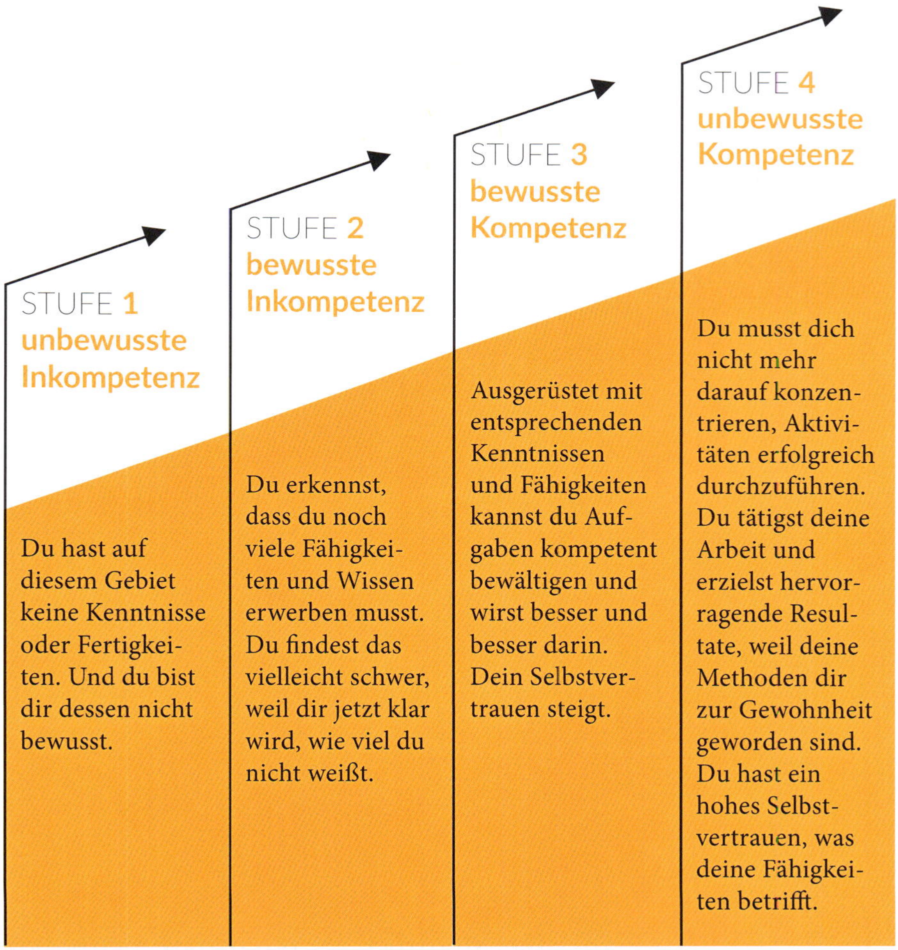

Tony hat ein konkretes Beispiel für dich

Kannst du dich erinnern, wie es war, zum ersten Mal ein Auto zu fahren? Vor der ersten Fahrstunde standest du auf der Stufe der „Unwissenheit" bzw. der unbewussten Inkompetenz. Du wusstest nicht, wie man ein Auto fährt und du wusstest ebenfalls nicht, warum du nicht wusstest, wie man fährt. In der ersten Fahrstunde dann klettertest du auf die zweite Stufe: die des Bewusstseins, oder der bewussten Inkompetenz.

Du konntest das Auto immer noch nicht fahren, aber weil das Auto und seine Einzelteile in dein Blickfeld geraten sind, wurdest du dir jetzt bewusst, dass du das nicht konntest. An diesem Punkt, auf der „Bewusstseins"-Stufe, erkanntest du wenigstens, was du tun musst, um eine Fahrkompetenz zu erreichen.

Du erkanntest, was du zu tun hattest, und mit etwas zusätzlicher Übung und Anleitung lerntest du, ein Auto kompetent fahren zu können. Du musstest allerdings deine bewusste Aufmerksamkeit auf alle mechanischen Aspekte des Fahrens und deines Körpers konzentrieren.

Du musstest dich darauf konzentrieren, den Blinker zu betätigen, bevor du die Richtung ändertest. Du musstest daran denken, den Verkehr in deinem Rückspiegel zu beobachten. Du hieltest beide Hände am Lenkrad und beachtetest die Position deines Autos vis-à-vis der Mittellinie. Alle diese Dinge waren in deiner bewussten Wahrnehmung als du kompetent ein Auto fuhrst. Diese dritte Phase, die der bewussten Kompetenz, ist die schwierigste Stufe. Hier geben viele Leute auf.

Denke jetzt einmal an das letzte Mal, als du am Steuer saßt. Warst du dir all der oben beschriebenen Handlungen bewusst? Natürlich nicht! Nachdem wir eine Weile gefahren sind, gehen die meisten von uns zur Stufe der unbewussten Kompetenz weiter. Hiermit ist die Stufe gemeint, auf der wir etwas gut können und uns auf die einzelnen Schritte nicht mehr konzentrieren müssen. Wir haben sie so lange geübt, dass wir sie praktisch im Schlaf beherrschen.

»

Hinter jeder Art von Marketing sollte ein Mini-Plan stecken.

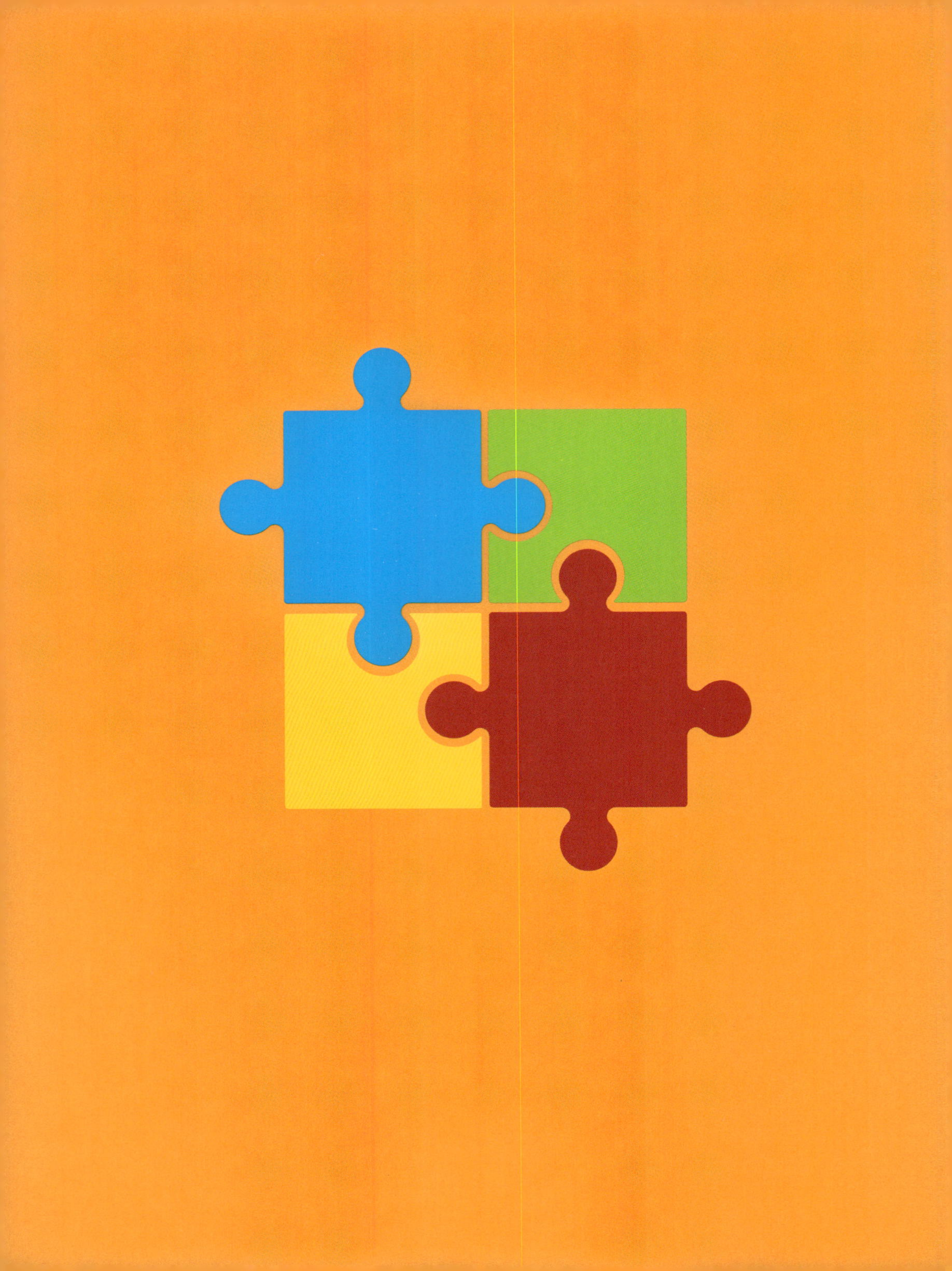

Kapitel 4
Die vier maßgeblichen Verhaltensstile verstehen

Nachdem die Geschäftspartner von Asentiv realisiert hatten, wie wichtig das Konzept der Verhaltensstile im Empfehlungsmarketing – ihrem Kerngeschäftsfeld – ist, entschieden sie, ein betriebsinternes System für ihre Kunden zu erstellen. Wie wir bereits erwähnt haben, gibt es viele verschiedene Möglichkeiten, die vier Hauptstile zu „betiteln".
Dawn hat damit begonnen, eigene Titel zu entwerfen, die für ihr Publikum Bedeutung hatten und die auch in der Geschäftswelt Glaubwürdigkeit hatten. Mit der Gestaltung der vier Verhaltensstile wollten wir folgendes erreichen:

- Eine positive Einstellung erzeugen;
- Die vier Stile klar voneinander unterscheiden;
- Die Stile für jeden sofort verständlich machen;
- Ein geistiges Bild einer Person entwerfen;
- Die Titel auf die Handlungsweisen von Personen beim Netzwerken abstimmen – was natürlich unserer besonderen Sachkenntnis entspricht.

Nachdem wir die Titel ausgewählt hatten, wollten wir sie durch einen Experten bestätigt wissen. Selbstverständlich gingen wir damit zu Tony, weil wir wussten, dass wir seine Bewertungsinstrumente benutzen wollten. Alle Asentiv-Geschäftspartner waren auf einem Team-Tag in Big Bear, Kalifornien. Tony stieß dort zu uns. Sobald wir ihm die Titel gezeigt hatten, sagte er: *„Sie sind perfekt! Sie sind deutlich, fokussiert, einfach und stimmen mit dem überein, was ihr macht."*

Definition
Go-Getter

Eine energische, unternehmungslustige Sorte Mensch. Der Go-Getter wäre das Äquivalent des D in DiSG®.

Go-Getter sind meist sehr ergebnisorientiert, ehrgeizig, schnell und oft ungeduldig. Sie haben eine „Am besten erledigen wir es gleich"-Einstellung. Sie nehmen an Netzwerk-Veranstaltungen teil, um Neugeschäfte zu machen und um die erfolgreichsten Leute dort zu treffen.

Wie Tony sagt: „*Go-Getter glauben daran, dass der Zweck die Mittel heiligt und haben keine Angst, die Spielregeln recht großzügig auszulegen. Sie denken, dass es leichter ist, sich zu entschuldigen, als um Erlaubnis zu fragen. Sie sind so hochkonzentriert, dass sie distanziert wirken können. Sie sind so ehrgeizig, dass sie manchmal vergessen, sich für die schönen Dinge im Leben Zeit zu nehmen.*"

Definition
Promoter

Ein aktiver Unterstützer, der gerne versucht, etwas zu verkaufen oder etwas oder jemanden bekannter zu machen. Der Promoter wäre das Äquivalent des I in DiSG®.

Promoter sind meistens positive, freundliche und sorglose Menschen. Sie lieben es, unterwegs zu sein, und haben gern mehrere Eisen im Feuer. Sie vermeiden Konfrontationen und wollen bei allem, was sie tun, Spaß haben. Sie besuchen Netzwerk-Veranstaltungen, um dort Zeit zu verbringen, neue Leute kennenzulernen, mit ihren Freunden zu sprechen und sicherzugehen, dass sie dort „gesehen" werden.

„*Promoter würden lieber über einem Kaffee mit Kunden plaudern als im Büro sitzen und an einem Angebot arbeiten*", sagt Tony. „*Sie sind Ideen-Menschen und Träumer, die hervorragend andere von ihrer Vision überzeugen können. Sie sind risikobereit, nicht unbedingt geneigt, sorgsam ihre Hausaufgaben zu machen oder Informationen zu prüfen und viele ihrer Entscheidungen basieren auf Intuition.*"

Definition
Nurturer

Jemand, der einer Person oder Sache liebevolle Pflege und Schutz zukommen lässt, besonders, um ihr dabei zu helfen, zu wachsen oder sich zu entwickeln. Der Nurturer wäre das Äquivalent des S in DiSG®.

Nurturer neigen dazu, sehr geduldige, nette, fürsorgliche und hilfsbereite Menschen zu sein. Sie sind gute Zuhörer und gehen mit einer gemächlicheren Gangart durchs Leben als die Go-Getter oder die Promoter. Sie wollen nicht gedrängt oder gehetzt werden und genießen die gemeinsame Zeit mit anderen Menschen. Sie besuchen Netzwerk-Veranstaltungen, um Menschen zu begegnen, die sie schon kennen, um ein paar bodenständige Leute zu treffen und um Beziehungen auszubauen.

Wie Tony sagt: „*Die entspannte Einstellung von Nurturern macht sie ansprechbar und warmherzig. Sie entwickeln starke Netzwerke von Menschen, die sich gegenseitig unterstützen und zuverlässig sind. Sie sind ausgezeichnete Teamplayer. Aber sie sind auch eher risikoscheu und tolerieren unter Umständen eine für sie unangenehme Umgebung anstatt das Risiko einer Veränderung einzugehen.*“

Definition
Examiner

Eine Person, die andere Menschen, Orte oder Dinge im Detail mustert oder analysiert und die gleichzeitig ihr Wissen oder ihre Fähigkeiten testet, indem sie Fragen stellt. Der Examiner wäre das Äquivalent des G in DiSG® .

Examiner sind meistens gründliche, effiziente, aufgabenorientierte Menschen. Sie sind auf der Suche nach Informationen und Wissen und lieben es, Dinge auf ihrer Aufgabenliste abzuhaken. Da Examiner eine Menge Informationen benötigen, neigen sie dazu, langsamer Entscheidungen zu treffen als Go-Getter und Promoter. Sie haben einen Hang zum Perfektionismus. Examiner sind in der Regel sehr gute Gesprächspartner, da sie über viele Themen eine Menge wissen. Sie nehmen hauptsächlich an Netzwerk-Veranstaltungen teil, um Ihr Geschäft zu bewerben und Gesprächspartner auf Augenhöhe kennenzulernen. Sobald sie ihr Ziel erreicht haben, verlassen sie die Veranstaltung in der Regel so schnell wie möglich.

Tony sagt: „*Examiner haben ihre Gefühle immer unter Kontrolle und finden es unter Umständen unangenehm, sich unter Menschen zu befinden, die weniger verschlossen sind, z.B. gefühlsbetonte und lebendige Menschen wie die Promoter. Sie neigen dazu, die ernsten, komplexen Aspekte von Situationen herauszustreichen. Ihre Intelligenz und ihr natürlicher Witz verleihen ihnen jedoch einen einzigartigen, abgefahrenen Sinn für Humor.*“

Kannst du die folgenden Stile erkennen?

Als nächstes möchten wir sehen, ob du die Stile der vier Menschen in den folgenden Geschichten von Dawn erraten kannst. Ja, wir verstehen wohl, dass du nur ein kleines bisschen an Informationen über die vier verschiedenen Stile erhalten hast. Aber wir sind zuversichtlich, dass du mithilfe deines bisherigen Wissens und den Beschreibungen in den folgenden Geschichten den dominierenden persönlichen Stil der Person identifizieren kannst.

Lese die Geschichten ganz durch, da sie tiefe Einsichten in den Stil jeder Person geben. Kurzer Hinweis: Einige von euch werden sich sehr über die eine oder andere der Geschichten ärgern, und denken, dass sie viel zu lang ist und sich fragen, warum wir euch so viele Detailinformationen geben. Wir wissen schon: Das ist einfach euer Stil, der hier durchkommt! Andere werden sich eine andere Geschichte durchlesen und denken: „Das ist einfach arrogant und unhöflich“, und das ist euer Stil, der durchscheint. Achte darauf, wie du dich beim Lesen der Geschichten fühlst. Deine Reaktion sagt etwas über deinen eigenen Stil aus.

Dawns erste Geschichte | Die Taschentücher

In unserem Kurs zum Thema Zielmarkt befinden sich 32 Personen. Ich möchte gerade etwas ansprechen, was wir als mit Gefühl geladene Verbindung bezeichnen (Emotionally Charged Connection™, kurz ECC) – das „Warum“. Dies ist der Grund, warum Menschen Spaß an Ihrer Arbeit haben. Mit gefühlsgeladenen Verbindungen bindest du Kunden und Empfehler auf eine Weise an dich, die Loyalität erzeugt. Man möchte einer Person, zu der man diese Beziehung hat, einfach überallhin folgen, weil man sie besser versteht, ihr „War um“ kennt und ihre Motivation nachvollziehen kann!

Wenn Personen ihre ECC entdecken, dann ist das ein richtiggehend tiefes, emotionales Erlebnis. Und wenn Menschen über ihre mit Gefühl geladene Verbindung sprechen, dann können die gleichen Emotionen hervortreten. Selbst die versiertesten Seminarleiter können in diesen Situationen Opfer ihrer Gefühle werden und die eine oder andere Träne vergießen.

Zurück zur Geschichte. Ich leite den Kurs zum Thema Zielmarkt und erzähle von meiner eigenen ECC als es passiert. Meine Augen füllen sich, ich habe einen Kloß in meinem Hals und tatsächlich läuft mir eine Träne meine Wange hinunter. Während ich noch tief durchatme, kommt dieser wundervolle Mann von hinten durch den Raum nach vorne und bringt mir ein Taschentuch. Ich beende meine Geschichte und kämpfe gegen meine Tränen an. Als die Sitzung endet, kommt er zu mir.

„Vielen Dank", sagt er, schnappt sich meine Hand und drückt sie. *„Ich kann gar nicht sagen, wie aufschlussreich die heutige Sitzung für mich war. Ich bin mir sicher, dass Sie es nicht unbedingt genossen haben, sich vor uns allen derartig zu öffnen.*
Aber ich glaube, dass ich Sie jetzt viel besser als Mensch kenne – mehr als in den ganzen zwei Jahren, in denen ich Sie bei verschiedenen Veranstaltungen gesehen habe."

„Ahh", sage ich und beiße die Zähne zusammen, weil mir schon wieder die Tränen kommen. *„Es war sehr nett von Ihnen, mir das Taschentuch zu bringen. Ich sollte wohl besser ein ganzes Päckchen voller Taschentücher hier vorne bei mir haben."*
„Lassen Sie mich wissen, wenn Sie diese Sitzung wiederholen, und ich werde Sie Ihnen bringen!" ruft er. Wie lieb, denke ich mir! Und sage dann: *„Sie sind sehr nett. Vielen Dank dafür, dass Sie mir nicht das Gefühl gegeben haben, dass ich mich gerade blamiere. Ich fühle mich in solchen Situationen nicht gut."*

„Im Gegenteil", sagte er, *„ich dachte, es war Ihr bester Moment. Ich bin jetzt viel inspirierter, Ihnen zu helfen, jetzt wo ich weiß, wie viel Ihnen daran liegt. Vielen Dank, dass Sie sich uns geöffnet haben."*
Mittlerweile möchte ich diese Unterhaltung beenden. Ich habe genug von all den Gefühlen. Langsam! Denken Sie nichts Schlechtes über mich – so bin ich einfach. Aber bevor ich mich noch höflich zurückziehen kann, sagt er schon: *„Es tut mir leid, dass ich Sie so lange aufgehalten habe"*, als ob dieses 90-Sekunden-Gespräch unheimlich lange gedauert hätte. *„Ich bin mir sicher, dass Sie noch mit wichtigeren Leuten sprechen wollen."*

Ich berühre ihn leicht an der Schulter und sage: *„Moment mal, das Wichtigste für mich ist, dass SIE heute Abend wichtige Informationen für IHREN Betrieb erhalten haben... Ist das so?"*
„Oh ja, natürlich."
„Kann ich Sie dann um einen Gefallen bitten?"
„Ja, klar", antwortet er.
„Wenn Sie mir wirklich helfen wollen, dann helfen Sie Ihrem Betrieb indem Sie diese Informationen tatsächlich verwenden, um positive und langfristige Veränderungen zu erzielen und Ihren Betrieb fühlbar weiterzubringen. Wenn Sie das tun, dann kann ich Ihre Erfolgsgeschichte weitertragen. Ich tue nichts lieber, als Erfolgsgeschichten zu erzählen. Ich würde das sehr gern für Sie tun!"

Er strahlt, nickt und sagt noch einmal *„Danke"*, bevor er in Richtung Tür geht.

Welchen Stil hatte er? ______________________________________

Dawns zweite Geschichte | Voller Energie

Ich bin in einem Raum mit 340 Leuten und mische mich in einer Pause unter das Publikum, um mich den Teilnehmern vorzustellen. Eine energiegeladene und froh aussehende junge Frau mit knallrosa Lippen läuft direkt auf mich zu und sagt: *„Ich muss mich einfach vorstellen: ich bin Gaby. Meine Freundin Claudia sagte, dass Sie einfach toll sind, und sie hatte sowas von recht! Sie war diejenige, die mir geraten hat, beim BNI (Business Network International) mitzumachen. Sie ist einfach fantastisch, und sie findet Sie super, und nach der heutigen Präsentation finde ich Sie auch super! Sie waren fabelhaft!"*

„Wow", sage ich und bemerke, dass sie mir immer noch die Hand schüttelt. *„Das ist wirklich nett von Ihnen. Was mochten Sie am liebsten?"*

„Ihre Energie und Leidenschaft ist ansteckend. Es ist so wichtig für mich, dass ich mit solchen Menschen zusammenarbeite. Es macht alles so viel einfacher."

Ich passe meinen Stil an und sage: *„Oh ja, total! Ist es nicht furchtbar, Leute zu empfehlen, die sich gar nicht richtig für Ihre Firma interessieren oder die gar keine Leidenschaft haben?"*

„Genau, und ich mache das einfach nicht. Ich will das einfach nicht", sagt sie. „Das macht weder mir noch meinen Kunden Spaß."

Ich muss dieses Gespräch nun langsam abbrechen und weitergehen und sage deshalb: *„Hören Sie, ich möchte Ihnen nur kurz sagen, dass ich Ihr Lächeln von ganz vorne gesehen habe. Werden Sie mich den Rest des Tages weiter anlächeln? Das gibt mir einfach enorm viel Energie!"*

„Natürlich", sagt sie und strahlt über das ganze Gesicht.

Als ich mich abwende, höre ich wie sie zu jemandem an ihrem Tisch sagt: *„WOW, sie hat mein Lächeln bemerkt. Sie ist so cool!"*

Welchen Stil hatte sie? ______________________________

Dawns dritte Geschichte | Zeit oder Geld

Ich mache mich gerade für einen Besuchertag beim BNI fertig, da sehe ich ihn. Er ist der Zweite, der ankommt, und er ist 20 Minuten zu früh. Er hat seine Zeitung unterm Arm. Und er trägt ein Sakko –hellbraun, aus einem Wollmischgewebe, und es sieht aus, als wäre es 25 Jahre alt. Er steht direkt bei der Tür neben der Anmeldung und begutachtet den Raum. Er hat seinen eigenen Kaffee bei sich und er überlegt sich offensichtlich, wo er sich hinsetzen will. Er sucht sich einen Platz in der hinteren linken Ecke aus und fängt an, seine Zeitung zu lesen. Als mehr und mehr Leute in den Raum kommen, kommt im Raum Leben auf, aber er bleibt ruhig sitzen. Er konzentriert sich auf seine Zeitung.

Ich sehe, wie jetzt einige der BNI-Mitglieder versuchen, mit ihm ins Gespräch zu kommen, aber keiner bleibt mehr als eine Minute bei ihm und niemand setzt sich zu ihm. Als ich mich für den Beginn des Tagesprogramms fertig mache, sehe ich, wie er seine Zeitung um genau 6.58 Uhr zusammenfaltet. Er wusste nämlich, dass wir um 7.00 Uhr beginnen würden. Er blickt nach vorne und ich lächele leicht und nicke ihm zu. Er nickt kaum merklich zurück, aber er nimmt mich zur Kenntnis. Ich lege meine Papiere hin und schlängele mich durch die Menge zu ihm hin.

Ich nehme auf dem dritten Stuhl neben ihm kurz Platz und sage: *„Hallo, ich bin Dawn."* Als ich ihm die Hand gebe, sagt er: *„Hallo, mein Name ist Jerry."*

Ich frage ihn, ob ihm jemand gesagt hat, wie der Besuchertag organisiert ist. Er verneint dies sehr schnell und mit einem Hauch von Unzufriedenheit in der Stimme. Ich hatte mir das schon gedacht, und biete ihm deshalb an, mit ihm die Tagesordnung durchzugehen. Er sagt einfach nur *„Ja"*. *„Dawn"*, denke ich mir, *„Du musst dir mit diesem Menschen wirklich Mühe geben, damit ihm das Tagesprogramm heute gefällt."*

„Der erste Teil, in dem wir informell netzwerken, beginnt um 7.00 Uhr", sage ich. *„Alle können sich hier miteinander unterhalten, etwas mehr über ihre Betriebe herausfinden und wie sie effizienter Empfehlungen füreinander generieren können. Damit für Sie das Meiste dabei herausspringt, schlage ich vor, dass Sie mit jemandem aus einer ähnlichen Branche sprechen. Was machen Sie beruflich?"*

„Ich bin ein Rechnungsprüfer", antwortet er.

„Natürlich, das passt", denke ich. Nach einigem Drängen verrät er, dass er seit 27

Jahren im Beruf ist. Ich sage, dass unsere Finanzberaterin Cheryl davon sehr beeindruckt sein wird. Er gibt mir weiterhin Kürzestantworten. Ich atme tief durch und gebe ihm weitere Informationen über die Veranstaltung.

„Danach wird der Direktor unserer Unternehmergruppe die Veranstaltung um Punkt 7.15 Uhr eröffnen. Unsere Agenda ist minutengenau getaktet. Sie werden einige allgemeine Berichte hören. Die Tagesordnung beinhaltet einen Trainingsteil, der Ihnen Tipps und Methoden beibringen wird, wie Sie mit Leichtigkeit netzwerken können. Alle Mitglieder geben eine detaillierte Beschreibung der Empfehlungen, die sie diese Woche suchen. Heute morgen haben wir außerdem eine ausführliche Hauptpräsentation. Die Sprecherin ist in ihrer Branche für ihren Erfolg bekannt und ist unter Geschäftsführern in der Organisation in den Top-14 %.

Danach kommen wir zu dem wichtigsten Teil der Veranstaltung, in dem wir einander qualifizierte Empfehlungen geben. Danach folgen noch ein paar weitere Berichte, und danach wird einer unserer Besucherbetreuer alle ausführlich informieren, damit sie sich entscheiden können, ob sie sich bei BNI bewerben wollen oder nicht. Hilft Ihnen das weiter?“

„Ja, das ist alles klar und deutlich. Ich wünschte nur, mir hätte das jemand früher erklärt!“ sagt er und die Unzufriedenheit kehrt in seine Stimme zurück.

Ich möchte ihn von diesem Thema abbringen und bemerke, dass er seine Zeitung scheinbar fertiggelesen hat. Ich frage ihn, ob es angebracht wäre, ihn mit Cheryl bekannt zu machen. Ich erkläre, dass sie ihm dabei helfen kann, zu verstehen, was sie von einem Rechnungsprüfer erwarten würde, damit sie Empfehlungen an ihn aussprechen kann.

„Ja, so kann ich meine Zeit sinnvoll nutzen. Bitte stellen Sie uns doch einander vor“, sagt er mit Nachdruck.

Ich mache mich auf den Weg. Unserem Rechnungsprüfer geht es jetzt gut und alles ist in Ordnung. Ich achte darauf, dass sich Cheryl neben ihn setzt, falls er während der Veranstaltung Fragen hat.

Mark, der Vorsitzende des Unternehmerteams, kommt am Ende zu mir und sagt: *„Wow, wie ist es dir gelungen, diesen Kerl dazu zu bringen, sich zu bewegen? Er war mir gegenüber total schlecht gelaunt und sagte, dass er nur in Ruhe seine Zeitung lesen wolle.“*

„Ich habe mich auf seinen Verhaltensstil eingelassen und er war dann viel zugänglicher und kommunikativer“, sagte ich. „Schau, wir haben seinen normalen Zeitplan

unterbrochen, indem wir eine Veranstaltung so früh angesetzt haben. Er liest jeden Tag zuerst seine Zeitung, und wollte diesen Punkt seines Tagesablaufs nur abhaken. Sobald er damit fertig war, zeigte ich ihm, wie der Morgen organisiert war und schlug vor, wie er seine Zeit effektiv nutzen konnte – das ist alles."

„Woher wusstest du, was du zu tun hattest?" fragt Mark.

„Ich habe 20 Jahre Erfahrung, wenn es um Verhaltensstile geht und wie man andere respektiert", erkläre ich.

„Tja", sagt er, *„es hat funktioniert. Schau mal zu ihm und Cheryl rüber. Es schaut so aus, als würden sie sich prächtig unterhalten. Ja, ich denke, dass er, jetzt wo er mit jemandem in einer ähnlichen Branche sprechen kann, zufrieden ist."*

Nach der Veranstaltung setzt Jerry seine Unterhaltung mit Cheryl fort. Als ich vorbeilaufe, hält er mich kurz auf.

„Dawn, kann ich Sie einen Moment lang sprechen bevor Sie gehen?" fragt er. „Ich war von Ihrer Präsentation heute sehr beeindruckt und mir hat gefallen, wie erklärt wurde, wie man sich hier bewerben kann. Aber was mich am meisten beeindruckt hat war, dass Sie sich nicht selbst beweihräuchert haben, als wir uns heute morgen begegneten. Sie haben mich stattdessen meine eigene Meinung bilden lassen. Jetzt, wo ich Ihren Werdegang kenne, bin ich um so beeindruckter von Ihrem Erfolg und wollte Sie wissen lassen, dass ich verstehe, wie effektiv die Methode ist. Ich brauche aber noch ein wenig bis ich einschätzen kann, ob ich ausreichend Zeit für die Gruppe habe, bevor ich mich bewerbe."

„Sie sind mir keinerlei Erklärung schuldig, Jerry", versichere ich ihm. *„Wir wissen, dass unsere Methode sehr effektiv ist, um Unternehmern zu helfen, mehr Empfehlungen zu generieren. Es schaut so aus, als ob Sie und Cheryl sich gut verstehen. Selbst wenn heute darüber hinaus nichts anderes dabei herausgekommen sein sollte: Dies ist eine gute Bekanntschaft für Sie, oder?"*

„Aber natürlich."

„Es hat sich also für Sie gelohnt, heute herzukommen?"

„Ja, ich habe eine Menge Dinge gelernt, die ich im Berufsalltag verwenden kann."
„Gut, dann nehmen Sie sich die Zeit, über Ihre Verpflichtungen nachzudenken. Denken Sie aber auch daran, dass Ihre Konkurrenz ebenfalls jederzeit die Mitgliedschaft beantragen kann. Mir ist wichtig, dass Sie eine gute Entscheidungsgrundlage haben."
Dann, nach einer langen Pause, frage ich Jerry, worum es genau geht – um das Geld oder die Zeit?

„Das Geld ist es nicht", sagt er. *„Ich mache das schon seit 27 Jahren und mein Büro macht einen guten Umsatz. Aber wenn ich mich auf ein Projekt einlasse, dann soll das voll und ganz geschehen. Ich muss meinen Zeitplan überprüfen, um zu sehen, ob ich an allen Treffen teilnehmen kann und dass ich alle Richtlinien und Verfahren des BNI einhalten kann."*

„Das dauert vermutlich ein paar Wochen, bevor Sie sich entschieden haben, oder?"
„Oh nein, bestimmt nicht. Ich werde mir heute Zeit nehmen, mir einen ROI-Plan anzusehen, werde heute Abend mit meiner Frau sprechen und sicherstellen, dass ich innerhalb der nächsten 60 Tage zum Training für neue Mitglieder gehen kann. Spätestens bis Donnerstag um 9.00 Uhr kann ich Cheryl meine Entscheidung mitteilen."

Hurra! Ungefähr um 9.30 Uhr am Donnerstag höre ich von Cheryl, dass Jerry gerade ihr Büro verlassen hatte nachdem er dort einen Mitgliedsantrag für unser BNI-Unternehmerteam abgegeben hatte. Zweifach hurra!

Welchen Stil hatte er? ____

Dawns vierte Geschichte: | Nur ein Strohfeuer?

Vor einigen Jahren sprach ich gegen Ende eines BNI-Treffens mit einer Gruppe von fünf Leuten. Sie waren alle Besucher, die mit dem Gedanken spielten, sich um eine Mitgliedschaft zu bewerben.

Ein Herr, nennen wir ihn Ray, trug einen dunkelblauen Anzug mit einer knallroten Krawatte, schwarzen, glänzenden Schuhen, die brandneu aussahen, und hatte kurze dunkle Haare – jedes Haar war an seinem Platz. Er trug eine glänzende goldene Uhr und einen goldenen Ehering mit einem 1-Karat-Diamanten. Ray hob seine Hand und bat um ein Bewerbungsformular. Ich gebe ihm eins, sage aber, dass wir noch einige andere Dinge vorher behandeln würden. Er fängt trotzdem an, das Formular auszufüllen, und ich spreche weiter mit der ganzen Gruppe. Ich frage alle, inwiefern sie in der Lage sind, qualifizierte Empfehlungen einzubringen. Ray antwortet sofort, dass er vermutlich der Beste im Unternehmerteam sein wird. Oh, hallo, Herr Schaumschläger, denke ich. Er gibt weiter damit an, wie groß sein Netzwerk ist und wie viele Leute sich auf ihn verlassen und seine Ratschläge schätzen.

In Ordnung, denke ich mir. Ich sammele den Rest der Antworten, die nicht annähernd so arrogant erscheinen, wie Rays Antworten. Er hat jetzt seine Anmeldung fertig ausgefüllt, schaut auf seine Uhr und sagt: „Macht es Ihnen etwas aus, wenn ich dies gleich abgebe? Ich habe noch einen Termin, den ich wahrnehmen muss." Drei andere haben mittlerweile damit begonnen, ihre Anträge auszufüllen, und sind damit noch lange nicht fertig. Ich nehme Rays Antrag entgegen und erkundige mich, ob er weitere Fragen hat.

Er antwortet: *„Nein, ich weiß worum es hier geht. Ich wusste das schon nach den ersten 10 Minuten. Meiner Ansicht nach, ist dies eine großartige Organisation. Ich lebe von Empfehlungen, ich kann viele Empfehlungen geben, und nach allem, was ich gehört habe, ist diese Gruppe die größte und beste in der Gegend. Hier will ich mich vernetzen."*

„Wenn ich mich nicht irre", sagt er, *„dann zahle ich einfach meine Rechnung und freue mich darauf, so bald wie möglich aufgenommen zu werden."*

„Sie irren sich nicht", sage ich. *„Es ist die größte, stärkste Unternehmergruppe in der Region, die es sehr ernst nimmt, nur Fachleute aufzunehmen, die auch produktive Mitglieder sein werden. Eine Mitgliedschaft gibt es allerdings nicht automatisch, ein Ausschuss wird über Ihre Bewerbung entscheiden."*

„Prima, und vielen Dank, dass Sie sich Zeit genommen haben, Dawn."

„Kein Problem", sage ich, nehme seine Papiere und konzentriere mich wieder auf die anderen.

Welchen Stil hatte er? ______________________________

Die Antworten zu unserem Quiz

Was denkst du, welchen Stil die Personen in den vier Geschichten hatten? Mal sehen, wie gut du abgeschnitten hast.

Hier sind die Antworten:

Geschichte 1 – Nurturer
Geschichte 2 – Promoter
Geschichte 3 – Examiner
Geschichte 4 – Go-Getter

Wie viele hast du richtig beantwortet?

Konntest du bei der Lektüre der vier Geschichten über die verschiedenen Stile sehen, wie einfach es sein kann, jemanden einzuschätzen, sich an seinen Stil anzupassen und ihm dabei ein gutes Gefühl zu vermitteln?

Wenn du die Stile besser verstehen möchtest, dann wird dir diese Liste mit Charaktereigenschaften jedes Stils weiterhelfen. Natürlich sind dies alles Beispiele, niemand vereint immer alle Eigenschaften auf sich und natürlich sind diese Eigenschaften auch keine Wertung. Aber: Ein Blick auf die Liste der Eigenschaften gibt erste Hinweise auf den Verhaltensstil. Die Eigenschaften tauchen natürlich in unterschiedlicher Intensität bei Menschen auf. Nicht jeder Go-Getter ist ein Rechthaber, nicht jeder Promoter ein oberflächlicher Spaßvogel. Es geht um Orientierung, um Grundtendenzen, nicht um Schubladen!

Go-Getter

- Ehrgeizig
- Starker Siegeswillen
- Gerade heraus
- Starker Führungswillen
- Rechthaberisch
- Möchte gern das Sagen haben
- Entscheidungsfreudig
- Liebt es, die Kontrolle zu haben
- Direkt
- Zielorientiert
- Hat eine „Lass uns das jetzt erledigen"-Haltung

Promoter

- Dynamisch
- Lebenslustig
- Kontaktfreudig
- Positiv
- Mitteilsam
- Liebt Anerkennung
- Mag keine Detailinformationen
- Liebt es, im Mittelpunkt der Aufmerksamkeit zu sein
- Mag einfache, unkomplizierte Dinge
- Neigt dazu, ein großes Netzwerk zu haben

Nurturer

- Geduldig
- Reserviert
- Hilfsbereit
- Sorgfältig
- Verständnisvoll
- Angenehm
- Sentimental
- Kann nur schwer „nein“ sagen
- Hat tiefgehende Beziehungen
- Konzentriert sich darauf, anderen zu helfen

Examiner

- Effektiv
- Risikoscheu
- Effizient
- Loyal
- Gründlich
- Wissenssuchend
- Forschungsorientiert
- Analysiert alles
- Es kann eine längere Zeit dauern, bis Vertrauen entsteht
- Trifft kalkulierte Entscheidungen
- Mag Strategien und Prozesse

Dies ist eine kurze Liste der Eigenschaften jedes Stils. Während wir im Folgenden dein Verständnis der vier Stile weiter vertiefen, werden wir dir mehr und mehr Informationen geben, die erfolgversprechend, produktiv, einfach und hilfreich sein werden.

Schau nun den letzten Satz an. Wir haben vier Wörter verwendet, die die vier Verhaltensstile ansprechen: erfolgversprechend, produktiv, einfach und hilfreich. Siehst du, wie du die Sprache aller vier Stile in einem Satz zusammenfassen kannst? Mehr zum Thema Sprache später im Buch.

Wie du üben kannst, die Verhaltensstile zu identifizieren

Bevor wir zum nächsten Kapitel übergehen, ist hier eine Übung für dich, um dieses Wissen effektiver einsetzen zu können

1. Suche dir einen Partner oder eine Partnerin, mit dem bzw. der du zusammenarbeiten kannst. Vielleicht ist das eine Person, die auch gerade dieses Buch liest oder die im „Ein Raum voller Empfehlungen" (Room Full of Referrals®)-Programm war.

2. Vergewissere dich, dass du den Verhaltensstil der anderen Person kennst.

3. Wähle eine Netzwerk-Veranstaltung aus, an der du teilnehmen möchtest.

4. Sorge dafür, dass du während der Veranstaltung zwei bis vier Personen nacheinander begegnest.

5. Stelle deinem Partner bzw. deiner Partnerin die gleichen zwei bis vier Personen vor, bevor die Veranstaltung endet.

6. Fasse für dich nach der Veranstaltung in Worte, welche Verhaltensstile diese Personen deiner Meinung nach hatten. Bespreche das anschließend mit deinem Partner bzw. deiner Partnerin.

7. Denke daran, dass du durch die Kenntnis der Verhaltensstile die Fähigkeit hast, Menschen das Gefühl zu geben, geachtet und respektiert zu sein. Tue dein Bestes, um das mit jeder Person, mit der du in Kontakt kommst, umzusetzen. Verstelle dich dabei aber nicht und sei aufrichtig.

8. Und schlussendlich, behalte im Hinterkopf, was Ivan oft sagt: „Beim Netzwerken geht es darum, dein Unternehmen zu vergrößern, indem du anderen hilfst." Dies ist das Nonplusultra effektiven Netzwerkens … Versuche also, immer anderen zuerst zu helfen!

Nun, da du ein genaueres Wissen über die vier Stile hast, kommen wir zum Verständnis dessen, was wir Mischungen nennen.

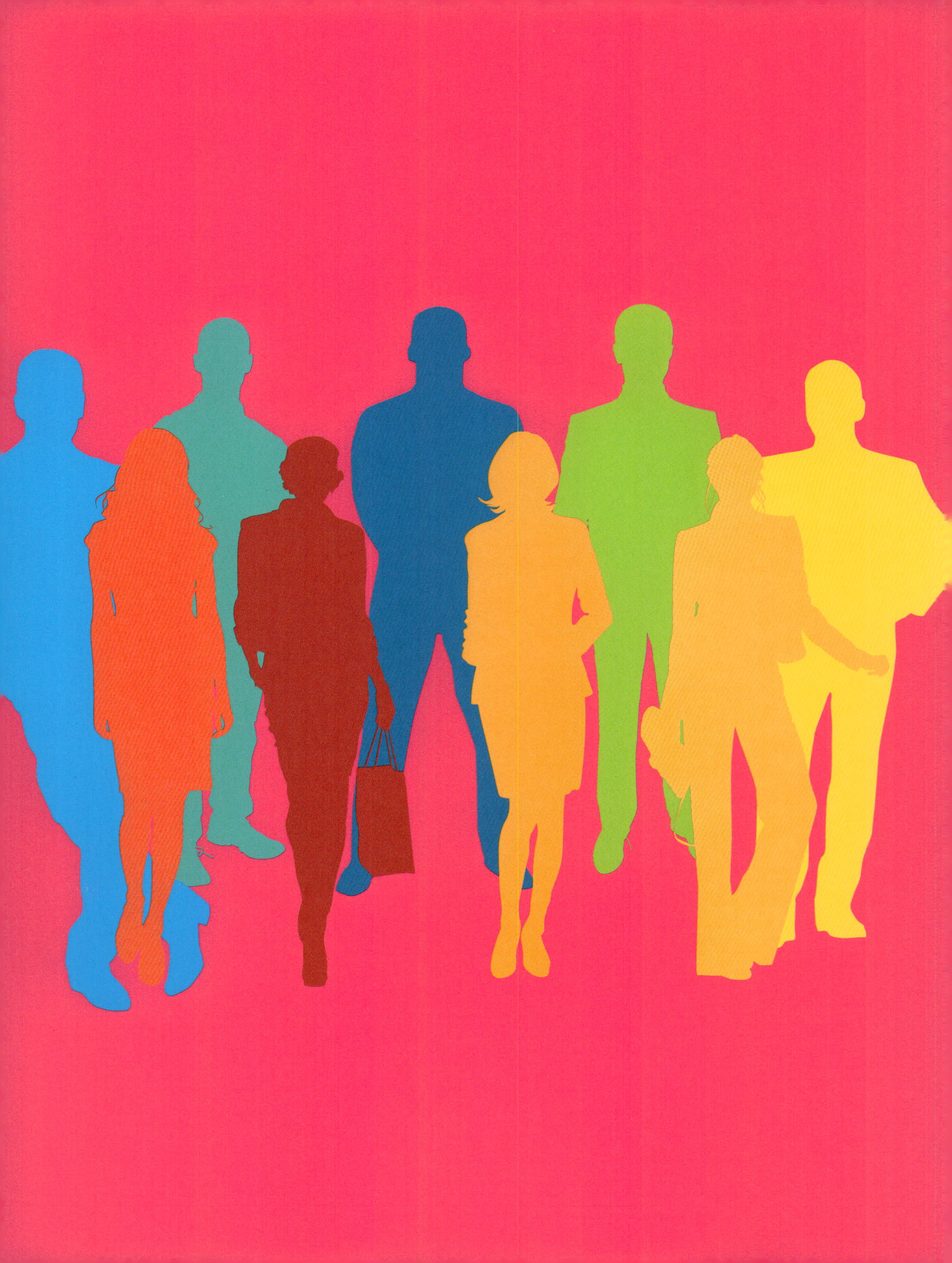

Kapitel 5
Mischungen der Verhaltensstile verstehen

Wir alle haben ein gewisses Maß eines jeden Verhaltensstils in unterschiedlicher Ausprägung in uns. Bei einigen von uns ist ein Stil sehr dominant und die anderen Stile sind nur in geringen Mengen vorhanden. Trotzdem sind sie alle da.

Deine spezifische Mischung zeigt, was dich von den anderen Nurturern, Go-Gettern, Examinern oder Promotern da draußen unterscheidet. Kannst du dir eine Welt vorstellen, in der wir alle nur einen Stil hätten? Wie unglaublich eintönig und langweilig das wäre! Unsere Mischung macht uns einzigartig, faszinierend und unvorhersehbar.

Mischungen können es auch schwieriger machen, den dominierenden Verhaltensstil eines anderen herauszufinden. Wenn wir unterschiedliche Indikatoren in einer Person wahrnehmen, müssen wir weitere Fragen stellen, um zu entschlüsseln, was ihr dominanter Stil sein könnte. Bei manchen Menschen ist kein Stil dominant, sondern zwei oder drei Stile bewegen sich auf etwa dem gleichen Niveau.

> **»**
> ***Wenn du mit jemandem in einem der für ihn wichtigsten beiden Stile sprechen könntest, dann wird er sich bei dir sehr wohlfühlen!***

Wenn Sie folglich versuchen, jemanden einzuschätzen, der zwei dominante Stile auf einem hohen Niveau hat, kann es schwierig sein, von einem dominanten Stil zu sprechen. Etwa 75 % der Bevölkerung in der ganzen Welt haben zwei Stile, die über dem Durchschnitt liegen.

Tony sagt etwas über seine Mischung

Meine Stilmischung ist Go-Getter/Promoter. Wenn ich Termindruck habe oder mir etwas besondere Aufmerksamkeit abverlangt, dann kommt der Go-Getter in mir zum Vorschein. Wenn ich im Go-Getter-Modus bin, dann beantworte ich Telefonanrufe mit einem *„Was gibt's?"* Enge Kollegen, Freunde und Familie wissen dann, dass sie das Gespräch am besten kurz halten.

Wenn ich entspannter bin und in meinem Terminkalender wieder Platz ist, dann bin ich im Promoter-Modus. Wenn Sie dann anrufen, hören Sie vielleicht: *„Tony's Pizzeria. Welcher Belag soll es denn sein?"* Enge Kollegen, Freunde und Familie wissen dann, dass sie nicht ganz so ernst sein müssen und sich etwas mehr Zeit lassen können.

Wenn ich am Schreibtisch sitze, bin ich eher in meiner Go-Getter-Rolle. Aber auf der Bühne, als Redner, bin ich auf jeden Fall eher ein Promoter.

Im Empfehlungsmarketing, wo wir mit vielen Geschäftsinhabern, Unternehmern und Menschen, die ausschließlich von direkten Aufträgen leben, zusammenarbeiten, gibt es ein paar Mischungen, denen wir regelmäßig begegnen. Dies sind einige von ihnen.

Go-Getter/Promoter

Personen, die diese beiden Stile in sich vereinen, sind in der Welt des Netzwerkens weit verbreitet. Ihre Go-Getter-Seite ist meistens ein bisschen ausgeprägter als die Promoter-Seite. Bei Netzwerk-Veranstaltungen führen sie auf das Geschäft konzentrierte Gespräche, bis sie zufrieden sind, das erreicht zu haben, was sie wollten. Anschließend bleiben sie noch da und unterhalten sich mit ihren Freunden.

Sie sind Unternehmer, weil sie keinen Chef haben wollen. Sie vernetzen sich oft, weil sie gerne Menschen treffen und weil sie denken, dass der Aufbau von Beziehungen viel mehr Spaß macht, als hinter dem Schreibtisch zu sitzen. Man bemerkt sie leicht, weil sie ein schnelles Tempo vorlegen und die Fähigkeit haben, Dinge erledigt zu bekommen und sich gleichzeitig gut zu unterhalten.

Promoter/Go-Getter

Diese Mischung ist die gleiche, wie die obengenannte. Bei diesen Menschen steht allerdings die Promoter-Seite im Vordergrund. Wenn sie sich vorstellen, sind sie informeller und sie versprühen Energie.

Es geht ihnen zuallererst darum, einzuschätzen, ob Sie eine coole Person sind, mit der es sich gut aushalten lässt. Die Möglichkeit, miteinander Geschäfte zu machen, ist zweitrangig.

Go-Getter/Nurturer

Diese Mischung ist sehr interessant. Beim Go-Getter/Nurturer ist die Go-Getter-Seite ausgeprägter. Trotzdem haben sie ein starkes Bedürfnis, anderen zu helfen. Wir haben tatsächlich einige Referral For Life®-Kunden mit genau dieser Mischung und diese total unterschiedlichen Stile in Aktion zu sehen, ist sehr interessant.

Sie sind sehr ehrgeizig und haben den starken Wunsch, etwas zu erreichen, haben aber auch die starke Tendenz, sichergehen zu wollen, dass sich andere wohlfühlen. Sie sind hin- und hergerissen zwischen dem schnellen Tempo, mit dem sie sich bewegen wollen, und der Notwendigkeit, die Gefühle anderer zu berücksichtigen und die Dinge langsamer anzugehen. Sie befinden sich in einem ständigen Kampf mit sich, weil sie wissen, was erreicht werden muss, und weil es für sie schwer ist, vorwärts zu kommen, wenn etwas sich nicht richtig anfühlt.

Der Unterschied zwischen einer Orientierung an Aufgaben und an Menschen ist zuweilen ein Graben. Es ist eine Herausforderung, zur gleichen Zeit durchsetzungsfähig und vorsichtig sein. Trotzdem hat eine Go-Getter/Nurturer-Kundin von Dawn es geschafft, ihr Einkommen in nur zwei Jahren zu verdoppeln. Der starke Wunsch, ein sechsstelliges Einkommen zu erzielen und ihren Kunden wirklich zu helfen, war eine unglaublich erfolgreiche Mischung!

Dies sind unsere Stile

Dies ist der perfekte Moment, um dir zu zeigen, welche Stile wir haben. Lass uns sehen, ob du es selbst herausfinden kannst! Bevor du weiterliest, versuche unsere Verhaltensstile einzuschätzen und stütz dich dabei nur auf die Geschichten, die wir dir bisher erzählt haben.

Tony ____________________

Ivan ____________________

Dawn ____________________

Frederik ____________________

Nicolai ____________________

Bist du bereit für die Antwort? Tony, Ivan und Dawn haben alle den gleichen Stil. Sie sind alle zuerst Go-Getter und dann Promoter. Frederik ist Promoter/Go-Getter und Nicolai ist Go-Getter/Examiner.

Behalte im weiteren Verlauf des Buches unsere Stile im Hinterkopf, besonders wenn wir unsere persönlichen Geschichten erzählen. Versuche einmal, unsere Reaktionen zu erklären und wie wir uns innerhalb der Geschichte an andere angepasst haben.

»

Wir alle haben ein gewisses Maß eines jeden Verhaltensstils in unterschiedlicher Ausprägung in uns. Bei einigen von uns ist ein Stil sehr dominant und die anderen Stile sind nur in geringen Mengen vorhanden. Trotzdem sind sie alle da.

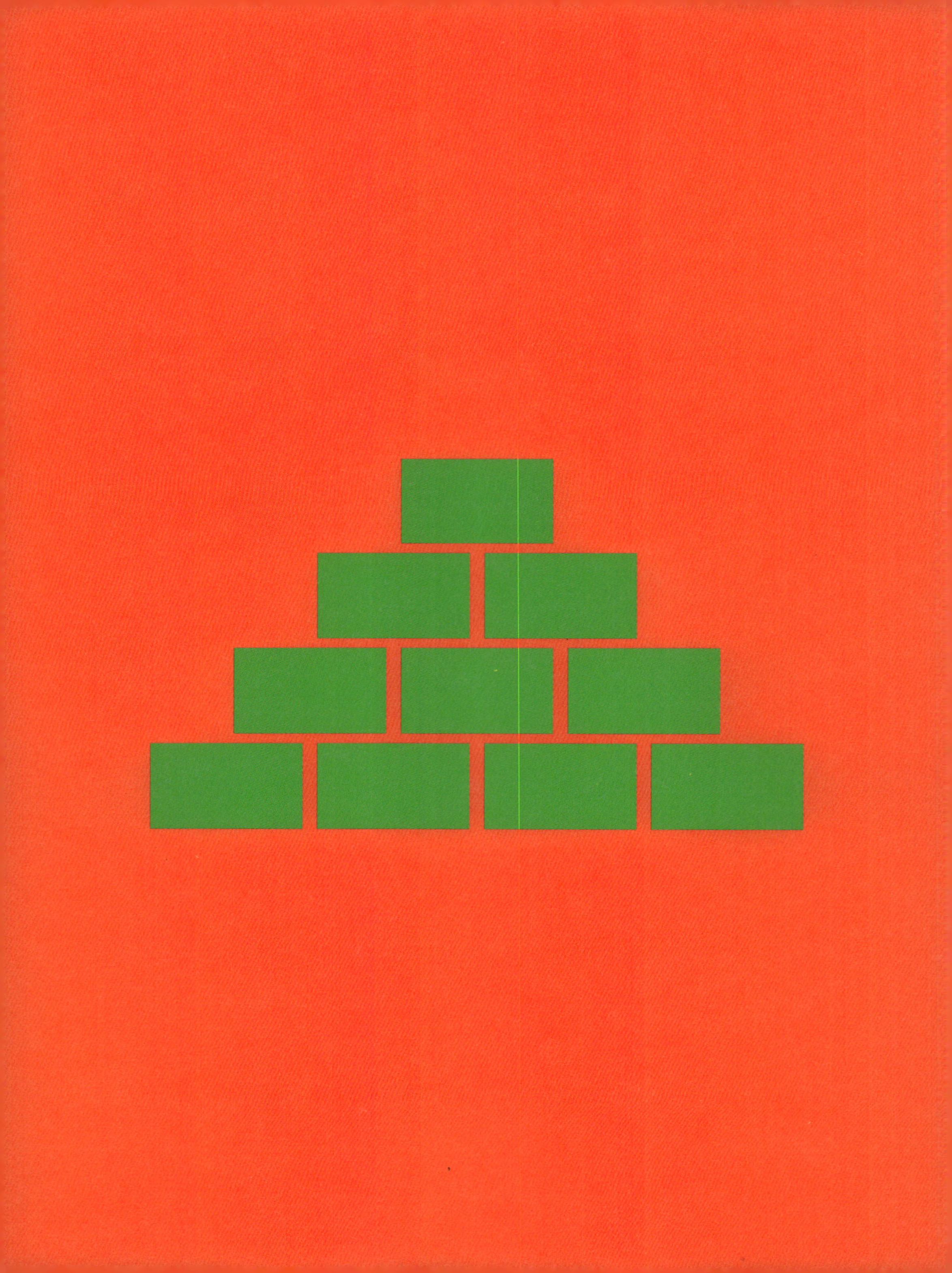

Kapitel 6
Die Top 10-Grundlagen im Empfehlungsmarketing

Bekanntermaßen soll man nicht vorschnell urteilen. Deswegen wollen wir klarstellen, dass wir alle die gleichen Voraussetzungen mitbringen, was Empfehlungsmarketing angeht. Das stellt sicher, dass wir alle dasselbe meinen, wenn wir die verschiedenen Stile besprechen und wie wir sie in den unterschiedlichen Elementen deiner Geschäftsbeziehungen behandeln wollen.

Zuallererst, wenn du „The World's Best Known Marketing Secret: Building Your Business By Referral" noch nicht gelesen hast, dann würden wir es dir wärmstens ans Herz legen. Es ist von Ivan und Mike Macedonio, dem Geschäftsführer von Asentiv, zwei Männer, die einen großen Erfolg im Empfehlungsmarketing haben, nicht nur für sich selbst, sondern im Interesse von Tausenden von Geschäftsleuten. Dieses Buch steckt die Schritte ab, die notwendig sind, um einen Empfehlungsmarketingplan zu entwickeln. Wir werden dir hier einige Grundlagen vorstellen. Wenn du mehr Anleitung oder Hilfe benötigst, dann besorge dir bitte dieses Buch so bald wie möglich oder vereinbare einen Termin mit dem Inhaber deines lokalen Asentiv-Franchises unter **https://deutschland.asentiv.com/**

Außerdem empfehlen wir dir das Buch „Der Empfehlungsmagnet. Das System, mit dem Du planbar und regelmäßig die Kunden anziehst, die Du wirklich willst" von Frederik Malsy. Du erhältst es unter **www.empfehlungsmagnet.de**

Übrigens, auch wenn du denkst, dass du die Grundlagen bereits kennst, überspringe diesen Abschnitt nicht.

Jeder muss die Grundlagen kennen. Du kannst diese Schritte nicht überspringen, oder du wirst dich für immer fragen, warum du nicht die gewünschten Ergebnisse erzielst.

Ivans Geschichte | Sprinttraining

Ich lernte eine wichtige Lektion über die Grundlagen des Erfolgs vor vielen Jahren beim American Football-Spielen. In meinem Junior Year in der High School, also zu Beginn der Oberstufe, hatten wir ein ziemlich gutes Team. Die meisten im Team waren Juniors. Im folgenden Jahr waren die meisten von uns ein Jahr weiter, und wir hatten hohe Erwartungen an die Saison. Eine Situation wie diese kann einen allzu selbstbewusst werden lassen, und genau so fühlten wir uns am Anfang des Schuljahres.

Als die Saison begann, erlebten wir den brutalen „Initiationsritus“ für alle Football-Mannschaften, der als „Höllenwoche“ bekannt ist. Aus gutem Grund heißt es „Höllenwoche“, denn das Konditionstraining, das ein Team durchläuft, ist die Hölle schlechthin. Das Team macht wenig anderes als Übungen. Sprinttraining, auf Sandsäcke einschlagen, Dummy-Training, auf der Stelle laufen und sich auf Kommando auf den Boden werfen, noch mehr Sprinttraining, die Stadionstufen hoch- und herunterlaufen, Angriffstraining (während die fettesten Trainer vor dir stehen und dich anbrüllen) und... habe ich das Sprinttraining schon erwähnt? Jede Menge Sprinttraining!

Wir haben so viele Übungen gemacht, dass wir nie einen Ball zu Gesicht bekommen haben (außer wenn sie den langsameren Spielern unter uns an den Allerwertesten geschleudert wurden)!

Wir wussten, dass wir ein gutes Team sein würden und wir waren der Meinung, dass wir diesen ganzen Quatsch nicht mitmachen müssten. Wir wollten spielen und nicht nur um das Spielfeld herumrennen, auf Sandsäcke eindreschen und Sprinttraining machen! Also revoltierten wir eines Tages. Wir nahmen unseren Trainer nach einem Training beiseite und sagten zu ihm: *„Trainer, wir wollen kein Sprinttraining mehr machen. Wir wollen Football spielen!“*

Nach meiner Erfahrung haben Trainer im Allgemeinen zwei Antworten auf alles, was ihnen nicht gefällt. Die erste ist: *„Nein!“* und die zweite ist: *„Hörst du schlecht? Ich habe NEIN gesagt!“*

Stell dir unsere Überraschung vor, als er sagte: *„Okay, ich schlage euch einen Deal vor. Wenn ihr morgen früh eine halbe Stunde früher da seid, um eine kleine Busfahrt zu machen, dann lassen wir das Konditionstraining sein.“*

Wir brauchten gerade einmal zwei Sekunden, um uns zu entscheiden: *„Ein Ausflug statt Sprinttraining – wir werden da sein!“*

Wir waren schon früh da und fuhren mit einem Bus auf den Fullerton Campus der California State University. Damals wurde das Stadion der Universität von den Los Angeles Rams zum Training verwendet. Als wir realisierten, dass wir das Training der Rams sehen würden, waren wir begeistert!

Wir waren voller Ehrfurcht. Es ist toll, in einem Football-Stadion zu sein und auf das Spielfeld herunterzuschauen. Aber es ist noch einmal etwas ganz Anderes, auf dem Spielfeld zu stehen und nach oben zu schauen. Obwohl das Spielfeld die gleiche Größe hatte, schien es gigantisch groß zu sein! Und als ob das nicht genug wäre, kamen die Rams gerade auf das Spielfeld.

Wenn du noch nie professionelle Footballspieler aus nächster Nähe gesehen hast, lass mich dir sagen – diese Männer sind riesig. Wenn sie die vollständige Ausrüstung anhaben, sind sie absolut gigantisch! Stell dir einen Berg mit Fußballhelm vor. Diese Kerle hatten ein Auge in der Mitte ihres Kopfes und Haare auf den Zähnen. Es ist geradezu beängstigend, neben ihnen zu stehen.

Wir sahen völlig ehrfurchtsvoll zu, wie unsere Helden auf das Feld trabten und die nächsten zwei Stunden lang Sprinttraining machten. Ja, du hast richtig gelesen. Sprinttraining.

Sie machten Dummy-Training, schlugen auf Sandsäcke ein, liefen auf der Stelle, machten Angriffstraining (sie hatten ihre eigenen fetten Trainer, die sie anbrüllten) und – habe ich das schon erwähnt? – sie machten Sprinttraining. Einen Sprint nach dem anderen. Die wirklich erstaunliche Sache war, dass sie nicht nur die gleichen Konditionsübungen machten wie wir, sondern in exakt der gleichen Reihenfolge.

„Jungs, es spielt keine Rolle, ob es um Pop Warner Football, High School-Football, College-Football, Profi-Football oder um das Leben geht: Wenn Ihr die Grundlagen nicht aus dem Effeff beherrschen lernt, dann werdet Ihr nie Meister sein – auf oder abseits des Spielfeldes. Es spielt keine Rolle, ob das Football, die Schule oder die Arbeit ist. Wenn Ihr die Schule verlasst und aufs College geht, dann müsst Ihr die Grundlagen lernen und die Übungen machen. Nur so werdet Ihr mit Eurer weiteren Bildung erfolgreich sein.

Und wenn ihr dann einen Beruf ergreift und einen Karriereweg einschlagt, dann werdet ihr sehen, dass es auch hier Grundlagen gibt, die ihr lernen müsst, damit ihr euren Beruf meistern könnt. Nur diejenigen, die bereit sind, die physische und mentale Kondition zu erwerben, diese grundsätzlichen Fähigkeiten auszuüben, werden erfolgreich sein. Es liegt an euch: ihr müsst diese Entscheidung treffen. Ich kann sie nicht für euch treffen."

Es dauerte ca. 10 Sekunden, bis ich und die 39 anderen jungen Männer im Team sich mit Begeisterung entschieden hatten... nämlich dafür, Sprinttraining zu machen.

Wir hatten eine tolle Saison. Aber was noch viel wichtiger ist: wir haben eine wichtige Lektion fürs Leben gelernt. Erfolg hat, wer die Grundlagen aus dem Effeff beherrscht. Erfolg haben diejenigen, die hart an den „richtigen Dingen“ arbeiten. Erfolg haben diejenigen, die üben, üben, üben. Erfolg haben diejenigen von uns, die tagein, tagaus gewillt sind, das notwendige Sprinttraining zu absolvieren.

Natürlich zeigt die Geschichte auch, warum es nicht nur wichtig ist, die Grundlagen zu kennen, sondern auch, sie immer wieder zu üben. Die Liste unten wird dich in einige der grundlegenden Empfehlungsmarketing-Fähigkeiten einführen. Fang an, zu üben.

"

Wir bringen alle die gleichen Voraussetzungen mit, was Empfehlungsmarketing angeht.

Die Top 10-Grundlagen im Empfehlungsmarketing

1. Zu drei verschiedenen Netzwerken gehören:
   - Ein Service-Netzwerk wie zum Beispiel ein Rotary Club. Service Clubs sind dazu da, Serviceleistungen für die Gesellschaft zu bieten. Du tritts Service- Clubs nicht unbedingt bei, um dort Geschäfte zu machen. Die meisten Menschen glauben wirklich an die Ziele der Organisation und sind mit Leidenschaft dabei. Während dein Hauptziel ist, der Gemeinschaft oder Organisation Gutes zu tun, wirst du auch Beziehungen aufbauen und, ja, man kann auch mit Hilfe dieser Gruppe Geschäfte machen. Es sollte jedoch nicht der wichtigste Grund für den Beitritt sein.

   - Ein soziales Netzwerk, wie beispielsweise eine Handelskammer. Soziale Netzwerke bieten dir die Möglichkeit, eine größere Menge von Leuten auf einmal zu treffen. In dieser Art Vereinigung gibt es weniger Einschränkungen, und hier vermischt sich eine große Anzahl von Menschen. Ein wesentlicher Vorteil von sozialen Netzwerken ist, dass du dort Leute treffen kannst, die dich an Empfehlungsquellen weitervermitteln können. Es ist wichtig, einen großen Wirkungskreis zu haben, wenn du regelmäßig viele Empfehlungen aussprechen willst.

   - Ein starkes Kontakt-Netzwerk, wie BNI. Starke Kontakt-Netzwerke wie BNI bieten Exklusivität. Beispielsweise darf nur eine Person pro Beruf Mitglied der Gruppe sein. Sie enthalten auch mehr Struktur und verlangen mehr Engagement von ihren Mitgliedern, was wiederum die Loyalität und Beteiligung erheblich erhöht. Diese Gruppen sind dazu da, Empfehlungsgeschäfte zu gewinnen. Entscheidend ist es, nur einer dieser Gruppen anzugehören, um tatsächlich Arbeit, Engagement und Loyalität zu gewährleisten. [4]

Wenn du ein starkes Empfehlungsnetzwerk entwickelst, solltest du in der Lage sein, auch viele Empfehlungen weiterzugeben. Du benötigst einen breiten Wirkungskreis, innerhalb dessen du erhebliche Glaubwürdigkeit genießt. Wenn deine Kontakte etwas brauchen, dann kannst du Empfehlungen aussprechen. Mike Macedonio sagt: „Es geht hier nicht nur um die Anzahl deiner Beziehungen, sondern um sowohl die Anzahl als auch die Tiefe der Beziehungen.“ Wenn du dich in drei verschiedenen Netzwerken engagierst, dann erhältst du eine Streubreite. Danach musst du nur noch in die Tiefe gehen.

Wir vermuten, dass du deshalb dieses Buch liest. Damit du Verhaltensstile auf einer höheren Ebene verstehen kannst und die Früchte deiner vertieften Beziehungen schneller genießen kannst!

2. Wie man mit Hilfe von Verhaltensstilen anderen Empfehlungen ausspricht
   Empfehlungen zu geben, ist eine nicht immer leichte Aufgabe. Wenn du jedoch Verhaltensstile verwendest, wenn du Empfehlungen aussprichst, können wir dir garantieren, dass du viel öfter in der Lage bist, von Empfehlungen zu profitieren.

[4] Wenn du mehr über diese drei Netzwerke wissen möchtest, dann lies Kapitel 17 in „The World's Best Known Marketing Secret" von Dr. Ivan Misner und Mike Macedonio und das Buch „Der Empfehlungsmagnet" von Frederik Malsy

Dawns Geschichte | Eine totale Umgestaltung

Eine Freundin und ich waren eines Abends bei mir zu Hause und tranken zusammen ein Glas Wein. Unvermittelt drehte sie sich zu mir um und teilte mir mit, ich müsse die Wand zwischen Küche und Esszimmer niederreißen, damit der Raum „größer wirke“. Ich könnte einige Barhocker um eine Granittheke anordnen, wo sich meine Gäste angenehm unterhalten könnten, anstatt immer in der Küche zu stehen. Man könnte dann sogar am Esstisch sitzen und immer noch am Gespräch teilnehmen, weil der Raum so viel offener wäre. Dann sagte sie, dass Sie eine Firma kennt und dass Sie sie bitten würde, mich am Freitag anzurufen.

MOMENT! Warte mal eine Sekunde! Ein Sekündchen...

Erstens sollte mich besser keine Firma am Freitag anrufen. Zweitens, wer sagt, dass ich diese Wand überhaupt entfernen will? Drittens, bisher hat sich noch niemand, der bei mir zu Besuch war, darüber beklagt, in der Küche herumstehen zu müssen! Was denkt sie eigentlich, wer sie ist? Sagt mir, was ich tun soll, gibt mein Geld aus, als wäre es ihres und zwingt mir geradezu ihre Ideen auf?

Naja gut, ich weiß, dass mein Stil jetzt ein bisschen stark rüberkommt, aber glauben Sie, dass sie mich so behandelt hat, wie ich gerne behandelt werden will? Auf gar keinen Fall! Ironischerweise wollte sie tatsächlich nur mir und der Firma helfen. Mit ihrem Herzen tat sie das Richtige, aber ihr Mund und ihre Taten gingen in eine ganz andere Richtung los. Alles, was sie hätte tun müssen, war, ihren Verhaltensstil zu ändern, um sich an meinen anzupassen, mir die Idee schmackhaft zu machen und sie hätte zwei Menschen gleichzeitig helfen können.

Was wäre wohl passiert, wenn sie folgendes gesagt hätte: *„Hey Dawn, wie lange willst du hier wohnen bleiben?“*

„Vielleicht drei bis fünf Jahre.“ „Bist du mit dem Haus zufrieden?“
„Ja, eigentlich schon.“

„Eigentlich schon? Oder würdest Du vielleicht etwas ändern wollen wenn Du könntest?“

„Nun, ich habe oft Gäste und da wäre eine größere Küche natürlich schöner. Diese ist sehr klein. Ich hätte ganz gern einige Barhocker, wo sich Menschen niederlassen und am Geschehen teilnehmen können.“

„Wie stellst Du Dir das vor?"

„Ich weiß nicht, vielleicht wenn diese Wand nur bis zur Hälfte hochginge, dann wäre die Küche mit dem Esszimmer verbunden und würde viel mehr Licht hineinlassen. Dann würde der Raum viel größer wirken, findest Du nicht?"

Dann hätte sie sagen können: *„Finde ich auch. Hast Du Dir schon mal angesehen, was so etwas kosten würde?"*

„Nein, ich denke zum ersten Mal darüber nach. Ich habe keine Ahnung, ob es sich dabei um eine tragende Wand handelt oder nicht, also müsste vielleicht jemand kommen und sich die Sache ansehen und ein Angebot machen. Kennst Du jemanden?"
Wenn meine Freundin versucht hätte, meinen Verhaltensstil anzusprechen, hätte sie es vermutlich geschafft, mich für das Thema zu sensibilisieren und mir über meinen Wunsch klar zu werden. Ich habe tatsächlich später jemanden für diese Arbeiten gebraucht...

Was waren die größten Fehler meiner Freundin?

- Mir zu sagen, was ich zu tun und zu lassen habe.
- Die Initiative an sich zu reißen.
- Mir meine Küche mies zu machen. Mit Beleidigungen kommt man bei keinem Verhaltensstil weiter.
- Mir die Firma aufzuzwingen, indem sie mir sagte, dass er Freitag anrufen würde.
- Habe ich schon erwähnt, mir zu sagen, was ich zu tun und zu lassen habe???

Ich denke du verstehst, was ich meine. Wenn du Empfehlungen aussprechen willst, erzielst du die besten Ergebnisse, wenn du dich auf die verschiedenen Verhaltensstile einlässt.

3. Gib deinem Empfehlungsnetzwerk zu verstehen, welche Arten von Empfehlungen du brauchen kannst, indem du dich auf ihre Verhaltensstile einlässt.

   Um im Empfehlungsmarketing erfolgreich zu sein, muss dein Empfehlungs-Team wissen, was für dich die richtigen Empfehlungen sind. Das ist deine Aufgabe. Wenn du jemandem diese Information geben willst, dann hoffen wir, dass du seinen Verhaltensstil beachtest.

   Was passierte, zum Beispiel, wenn eine Examinerin zu einem Promoter folgendes sagte: *„Hier sind 17 Seiten mit Produktinformationen, die Sie kennen sollten. Hier ist die Adresse meiner Website. Nehmen Sie die bitte auch zur Kenntnis. Und morgen kann ich Ihnen meine Broschüren und Informationsmappen geben, damit Sie sie an Interessenten weitergeben können.“*

   Was würde wohl passieren? Dafür interessiert sich der Promoter doch gar nicht! Er wird keine Lust haben, irgendetwas davon zu tun, und er wird garantiert keine Leute an dich empfehlen, indem er ihnen eine Broschüre oder eine Informationsmappe in die Hand drückt. Denke daran, dass du automatisch immer zuerst von deinem eigenen Stil ausgehst. Stattdessen solltest du den Stil der Person, die vor dir steht, beachten und dich fragen: ‚Behandele ich diesen Menschen so, wie er behandelt werden will?'

   Ein Promoter möchte über Dinge reden, will aber ganz bestimmt nichts über sie lesen müssen! Am liebsten möchten sie dein Produkt oder deine Dienstleistung erleben können. In Kapitel 13 werden wir spezifische Methoden aufzeigen, mit denen du entsprechend der verschiedenen Verhaltensstile auf dein Netzwerk zugehen kannst.

4. Zeig, dass du mit Leidenschaft bei der Sache bist, indem du ihre Verhaltensstile ansprichst.

   Solche Menschen empfiehlt man gern weiter! Dein Ziel ist es, andere zu inspirieren, dir zu helfen.

5. Ihnen keine andere Wahl lassen, als dir zu helfen.

   Wenn wir mit anderen innerhalb ihres Verhaltensstils arbeiten, fällt es ihnen einfach sehr leicht, mit uns zusammenzuarbeiten. Wenn uns Dinge leichtfallen, machen wir sie öfter, und das ist genau das Resultat, dass wir von unseren Empfehlungsquellen erwarten. Wenn wir also andere überzeugen wollen, uns zu helfen, dann sollten wir es ihnen einfach machen.

Ein Tipp von Dawn dazu, wie man aktives Interesse zeigt

Wenn ich vor einem Publikum stehe, mache ich generell ein Rollenspiel, in dem ich das ganze Publikum mich fragen lasse: „Und was machen Sie?"

In meiner Rolle antworte ich: *„Ähm, ich habe ein Grafikdesign-Unternehmen. Das läuft ganz gut. Ich meine, es ist ein Job, und wir kommen irgendwie rum. Als Grafikdesigner haben wir unsere guten und schlechten Tage, genau wie alle anderen auch."*

Ach du liebe Güte! Wärst du inspiriert, mir zu helfen? Würdest du andere an mich verweisen? Wahrscheinlich nicht!

Was würde aber geschehen, wenn ich folgendes sagte: „Ich habe ein wachsendes Grafikdesign-Unternehmen. Jeden Tag stehe ich auf und weiß, dass es für meine Kunden ungeheuer wichtig ist, wenn ich ihnen dabei helfe, ihre Marke zu kreieren und zu entwickeln!

Ich finde es toll zu wissen, dass ich dabei mitwirken kann, ihr Geschäft weiterzubringen. Es ist spannend, kreativ und unglaublich bereichernd. Ich freue mich auf jeden neuen Tag."

Aber achte bitte darauf, dass du es nicht übertreibst und zu leidenschaftlich oder unausstehlich aufgeregt bist. Das Wichtigste ist, dass man deinen Enthusiasmus hören kann, die Liebe zu dem, was du tust, und wie du Menschen helfen kannst. Das ist wirklich sehr wichtig!

Vermittle deine Leidenschaft je nach Verhaltensstil, indem du einfach die richtige Sprache verwendest. Du wirst mehr über die Sprache eines jeden Stils in Kapitel 10 erfahren.

Bist du schon einmal zu einer Netzwerk-Veranstaltung gegangen und hast zu dir gesagt: „Hoffentlich ist der oder die nicht da. Ich hoffe wirklich, dass sie mich nicht zum Kaffee einlädt oder so. Ich habe einfach keinen Draht zu ihr."

Wenn du zu jemandem keinen Draht hast, dann wird es dir schwerfallen, denjenigen dazu zu bringen, dir zu helfen. Anpassungsfähigkeit und gute Kommunikation sind entscheidend für deinen Empfehlungserfolg und in vielen Fällen ist es einfach, den Stil der anderen Person zu identifizieren und deine Sprache und Trainingstechniken anzupassen. So einfach ist das! Bleib dran, denn in Kapitel 14 zeigen wir dir, wie das geht.

6. Aufbau tiefer Empfehlungsbeziehungen

Bei vielen Menschen bleiben Empfehlungsbeziehungen auf der Oberfläche. Du weißt gerade genug über eine Empfehlungsquelle, um durchzukommen. Du weißt nicht besonders viel über die Person selbst. Du neigst zu vagen Aussagen, wie: „Sie ist wirklich sympathisch", „Du wirst ihn gern haben, er ist ein netter Kerl" oder „Treffe dich einfach mit ihr. Ich bin mir sicher, du wirst sie mögen."

Was ist also das Wesentliche an einer tiefen Empfehlungsbeziehung? Wenn du die folgenden Punkte über eine Person und ihr Geschäft kennst, hast du eine tiefe Empfehlungsbeziehung:

- Du weißt, dass sie in ihrem Gebiet eine Expertin ist.
- Du vertraust darauf, dass sie ihre Arbeit gut macht und sich gut um die von dir geworbenen Interessenten kümmern wird.
- Ihr kennt einander mindestens seit einem Jahr.
- Du kennst mindestens drei Hauptprodukte oder -dienstleistungen innerhalb ihres Geschäfts und es macht dir nichts aus, sie anderen zu erklären.
- Du kennst die Namen ihrer Familienmitglieder und hast sie persönlich kennengelernt.
- Ihr habt euch gegenseitig gefragt, wie ihr einander dabei helfen könnt, eure jeweiligen Unternehmen zu vergrößern.
- Du kennst mindestens fünf ihrer Ziele für das Jahr, einschließlich privater und geschäftlicher Ziele.
- Du könntest noch um 22:00 Uhr bei ihr anrufen, wenn du etwas wirklich dringend benötigst.
- Es wäre dir nicht unangenehm, wenn du sie um Hilfe bei einer persönlichen oder geschäftlichen Herausforderung bitten würdest.
- Ihr verbringt gern Zeit zusammen.
- Ihr habt sowohl regelmäßig geschäftliche als auch private Termine im Terminkalender.
- Du findest es gut, wenn die andere Person Erfolg hat.
- Sie hat für dich jeden Tag „oberste Priorität".
- Ihr habt offene, ehrliche Gespräche darüber, wie ihr einander weiterhelfen könnt.

Du bist möglicherweise überrascht darüber, wie viel persönliches Wissen für eine tiefe Empfehlungsbeziehung erforderlich ist, weil du das Gefühl hast, dass es sich bei Empfehlungen ausschließlich um Geschäftliches drehen sollte. Wir sind da anderer Meinung. Es braucht viel, um diese Art von Beziehung zu entwickeln, und unsere Hoffnung ist, dass du dir mit jemandem die Mühe machst, den du wirklich magst, dem du gern helfen würdest und mit dem du Zeit verbringen willst.

7. Nutze deine wertvolle Netzwerk-Zeit, indem du deine Fähigkeiten bezüglich Verhaltensstilen einsetzt.
   Viele Leute versäumen es, Verhaltensstile anzuwenden, während sie bei Netzwerk-Veranstaltungen sind. Das ist ein Fehler, weil Verhaltensstile es dir erlauben, einen positiven ersten Eindruck zu hinterlassen. Die Menschen fühlen sich einfach wohler bei dir und werden deshalb mehr Zeit mit dir verbringen. Im Gegenzug kannst du dich entscheiden, ob dein Gegenüber jemand ist, mit dem du dich auch nach der Veranstaltung beschäftigen willst. Deine Zeit ist kostbar: überleg dir gut, wie du sie verbringst.

8. Verwende Verhaltensstile täglich in deinen Beziehungen.
   Zunächst wird dies nicht selbstverständlich sein. Es braucht ein wenig Übung. Es ist wirklich wie das Erlernen einer neuen Sprache, nur dass man vier neue Sprachen erlernen muss! Wenn du all dies auf alle deine Beziehungen anwendest und es täglich praktizierst, dann wirst du rasch die Stufe der unbewussten Kompetenz erklimmen. Wenn es dir wirklich am Herzen liegt, andere zu respektieren, dann wirst du das schaffen.

9. Verfolge Resultate und belohne dein Empfehlungsnetzwerk je nach Verhaltensstil.
   Wenn du anfängst, deine Empfehlungsergebnisse zu verfolgen, dann kann auch ein Belohnungssystem zum Einsatz kommen. Solch ein System hat drei Eckpfeiler: 1) die Anzahl der vermittelten Empfehlungen, 2) die Anzahl der generierten Geschäftsabschlüsse und 3) natürlich der Verhaltensstil. Die vier Stile schätzen verschiedene Arten von Belohnungen. Wir sprechen hier nicht von riesigen Geschenken, Geld oder ähnlichem. In vielen Fällen ist es etwas Einfaches und relativ Kleines, was den Stilen gefallen würde.

   Fangen wir mit dem an, was du messen könntest. Wir wollen dich ermutigen, einige Dinge regelmäßig nachzuvollziehen, wie z.B.:

   - Wer hat dich weiterempfohlen?
   - Welche Art Beziehung hast du mit der Person?
   - Wie lautet der Name des Interessenten?
   - Wann hast du zu dem Interessenten Kontakt aufgenommen?
   - Wurde ein Termin festgelegt und wann findet er statt?
   - Hat sich der Interessent dafür entschieden, deine Dienstleistungen in Anspruch zu nehmen? Wenn ja, wie viel war der Auftrag wert?
   - Wie lange hat es gedauert, bis er sich zum Kauf entschieden hat?
   - Ist er ein wiederkehrender Kunde?
   - Hat er neue Interessenten an dich verwiesen?
   - Hast du der Empfehlerin dafür, dass sie dich weiterempfohlen hat, eine Dankeschön-Karte geschickt?

- Hast du der Empfehlerin ein kleines Geschenk geschickt, sobald das Geschäft abgeschlossen war, oder nicht?
- Wenn ja, welches Geschenk hast du gemacht?

Was wäre, wenn diese Elemente in einer Excel-Tabelle enthalten wären und du deine Empfehlungseinnahmen noch heute nachvollziehen könntest?

Das nachzuvollziehen ist für jedes Unternehmen wichtig. Indem du siehst, welchen Einfluss deine Empfehlungsquellen auf dein Geschäftseinkommen haben, und sie dann ihrem Stil gemäß zu belohnen, motivierst du sie richtig und sie werden auch in Zukunft dafür sorgen, dass sie das Beste für dich tun.

Beispielsweise mögen **Go-Getter** generell „schöne" Dinge. Also spare nicht an der falschen Stelle und schenke ihnen nichts, was diese sofort weiterverschenken würden. Außerdem mögen sie Dinge mit Namensgravur, etwas Exklusives oder etwas, was einen Hauch von VIP hat.

Promoter mögen Aktivitäten, die sie mit anderen machen können, beispielsweise in ein Konzert oder nett Essen gehen. Du solltest dein Geschenk schön einpacken, und wenn du ihre Lieblingsfarbe kennst, dann werden sie es auf Anhieb toll finden, noch bevor sie überhaupt wissen, was drin ist! Sie lieben es, Geschenkpapier aufzureißen, und es macht Spaß, ihnen dabei zuzusehen!

Nurturer neigen dazu, sich nach Anerkennung und Wertschätzung zu sehnen. Eine einfache, aber sehr persönliche Dankeschön-Karte reicht Nurturern oftmals aus. Wenn du dir besonders Mühe machen willst, dann sorge dafür, dass das Bild auf der Karte etwas darstellt, was den Nurturern wirklich gefällt. So zeigst du ihnen, dass du wirklich zuhörst. Sie werden dir auch für immer dankbar sein, wenn du in ihrem Namen bei einer von ihnen unterstützten wohltätigen Organisation etwas Geld spendest. Achte darauf, dass das Geschenk nicht übermäßig extravagant ist, weil das Nurturern unangenehm ist, und sie dann das Bedürfnis haben, das Geschenk zu erwidern, bzw. sie bekommen Schuldgefühle. Auch etwas Selbstgebasteltes oder etwas sehr Persönliches, was dich mit dem Nurturer verbindet und an Gemeinsamkeiten erinnert, ist eine schöne Idee …

Examiner schätzen nützliche Geschenke. Etwas Praktisches wie beispielsweise ein Gutschein, damit sie sich etwas aussuchen können, was sie wirklich brauchen. Auch ein gutes Buch aus ihrer Fachrichtung, ein Hörbuch oder eine Einladung zu einem Vortrag ist für viele Examiner ein schönes Geschenk.

Die Bücher „The World's Best-Known Marketing Secret: Building Your Business by Referral" und „Der Empfehlungsmagnet. Das System mit dem Du planbar und regelmäßig die Kunden anziehst, die Du wirklich willst" bieten hierzu ebenfalls viele Ideen und Inspirationen.

Die Bücher bieten darüber hinaus detaillierte Informationen, wie man einen Empfehlungsmarketingplan ausarbeitet. Dort findest du einfache Tipps und Methoden, die du leicht in deinem Unternehmen implementieren kannst. Darüber hinaus enthält es einige wirkungsvolle Ideen, wie du mehr Empfehlungen erhältst, und du wirst sehen, wie viel effizienter dein Marketing sein wird.

Du wirst es bemerkt haben: uns ist es ziemlich wichtig, dass du das Material zum Thema Verhaltensstile in jeden Aspekt deines Empfehlungsmarketings hineinträgst. Wir glauben, dass es das Tüpfelchen auf dem i ist!

10. Sei ein lebenslanger Lerner.
    Immer, wenn du dich mit dem Thema Verhaltensstile beschäftigst, wirst du merken, dass du von Zeit zu Zeit besser und besser wirst. Du wirst Situationen haben, in denen du spielend leicht erkennst, welchen Verhaltensstil dein Gegenüber hat und es wird Situationen geben, in denen dir das nicht sofort klar wird. Schau, dass du mit Geschäftspartnern, Freunden und mit Menschen, mit denen du in Beziehungen stehst, darauf achtest, welchen Verhaltenstypen sie entsprechen. Beobachte sie und versuche, deinen Stil immer an ihren anzugleichen und wenn du damit einmal scheiterst – kein Problem! Du wirst immer wieder neue Chancen bekommen.

»

Vermittele deine Leidenschaft je nach Verhaltensstil, indem du einfach die richtige Sprache verwendest.

Dawn

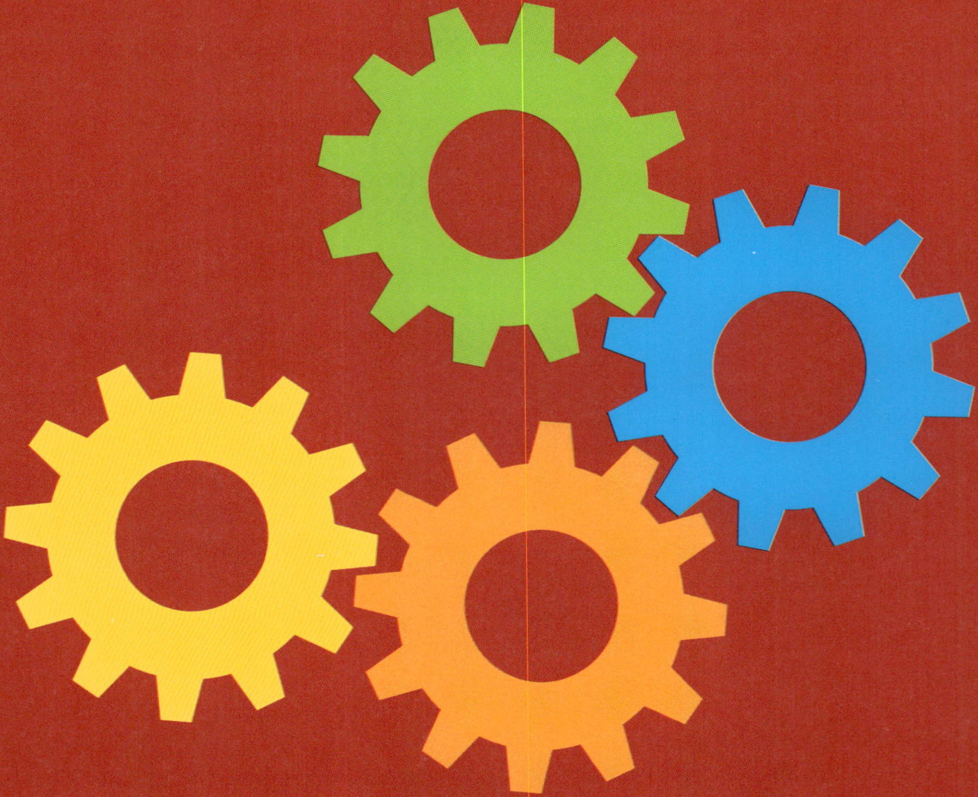

Kapitel 7
Stärken & Schwächen der einzelnen Verhaltensstile

Das Wunderbare an Verhaltensstilen ist, dass sie alle mehrere Stärken haben, die bei der Vernetzung nützlich sind. Das bedeutet natürlich auch, dass sie ihre ganz speziellen Schwächen und Herausforderungen haben. In diesem Kapitel beschreiben wir dir diese Stärken und Schwächen.

> *Dir wurden spezifische Gaben und Talente gegeben – nutze sie! Du könntest immer Leute einstellen, um das zu tun, was du nicht besonders gut kannst!*

Erinnerst du dich daran, dass du alle vier Stile in unterschiedlichem Ausmaß in dir trägst? Viele von euch werden die Beschreibung eines Stils lesen und sagen: „*Ja, das bin ich!*" Dann lest ihr die Beschreibung der Stärken eines anderen Stils und sagt: „*Moment, das bin ich auch.*" Während du die aufgelisteten Stärken durchliest, meinst du vielleicht, dass zwei unterschiedliche Stile auf dich zutreffen. Das könnte stimmen.

Wir schlagen vor, dass du, wenn du dir die Beschreibung deines dominanten Stils durchliest, die Stärken ankreuzt, von denen du weißt, dass diese für dich zutreffen. Siehe dann, ob die Stärken eines anderen Stils auch für dich stimmen. Wenn ja, kann es sein, dass dieser zweite Stil bei dir auch intensiv ausgeprägt ist. Du kannst das gleiche mit den Schwächen machen: setze ein Häkchen neben sie.

Nun, wir sind fest davon überzeugt, dass man Dinge wirklich bewegen kann, wenn man sich auf seine Stärken konzentriert. Dir wurden spezifische Gaben und Talente gegeben – nutze sie! Du kannst immer Leute einstellen, um das zu tun, was du nicht besonders gut kannst. Vermutlich gehören die Dinge, die du nicht besonders gut kannst, zu deren Stärken. So entsteht eine Win-Win-Situation!

Frederiks Geschichte | Meine beste Ergänzung

Meine Mitarbeiterinnen Susanne Lennartz und Kathrin Frankenbach sowie mein Geschäftspartner Nicolai Lennartz sind phänomenal. Ihre Stärken sind die perfekte Ergänzung zu meinen. Alle drei arbeiten hervorragend, wenn es um Details, Dateneingabe, Prozesse und Strukturen geht, sie sind gründlich und vieles mehr.

Als mein Unternehmen vor einigen Jahren stärker wuchs, wusste ich, dass ich einen Geschäftspartner brauchte, der mich perfekt ergänzt. So fand ich in meinem guten Freund und langjährigen BNI-Geschäftspartner Nicolai Lennartz einen Geschäftsfreund, der einerseits einen hohen Go-Getter-Anteil hat und Dinge wirklich gerne entscheidet, auf der anderen Seite einen sehr ausgeprägten Examiner-Anteil hat, der dafür sorgt, dass er sich um alle Dinge, die Prozesse, Strukturen und Grundlagen umfassen, kümmert. Unsere Mitarbeiterinnen Kathrin und Susanne sind sehr gründlich in Trainingsorganisation, in Buchhaltung, in Materialbestellung und alle drei arbeiten mittlerweile seit vielen Jahren für mich und mit mir und wir passen wunderbar zusammen. Ich weiß, dass meine Talente nicht auf diesen Gebieten liegen. Selbst, wenn ich mich wirklich anstrenge, würde ich sie nicht zu meiner Zufriedenheit und meinem Anspruch bearbeiten. Ich würde ständig versuchen, an Dingen zu arbeiten, für die ich nicht gemacht bin, für Dinge, für die ich mich nicht eigne, anstatt durch den Tag zu gehen und wirklich an den Dingen zu arbeite, die mir liegen! Insofern sind wir ein perfektes Team und auch bei der Zusammenstellung von Teams und Mitarbeiterstrukturen helfen Verhaltensstile ungemein, ideale Teams haben alle vier Verhaltensstile abgebildet.

Wir werden dir am Ende dieses Kapitels einige Tipps geben, um dich zu ermutigen, deine Schwächen zu meistern. Es gibt da ein Geheimnis mit dem Umgang mit den eigenen Schwächen.

Beginnen wir aber zunächst mit den **Go-Getter**

Stärken beim Vernetzen
Go-Getter neigen dazu...

- sich auf ihr gewünschtes Ziel zu konzentrieren.
- die Fähigkeit zu haben, Ihre Gespräche auf das Geschäftliche zu beschränken.
- Veranstaltungen mit einem vorgesteckten Resultat oder Ziel zu besuchen.
- die Dinge selbst in die Hand zu nehmen anstatt darauf zu warten, dass andere das tun.
- sich anderen ohne Angst vor Ablehnung vorzustellen.
- die erfolgreichsten Leute im Raum anzusteuern.
- schnelle Entscheidungen zu treffen, wenn der Gesprächspartner gut zu ihnen passt.
- spezifisch zu sein – was zu schnelleren Empfehlungen führen kann.
- Selbstvertrauen auszustrahlen, was ihnen hilft, als Experten wahrgenommen zu werden.
- bereit zu sein, Risiken einzugehen.
- gern das Sagen zu haben.
- eine lösungsorientierte Haltung zu haben.

Stärken können manchmal auch Schwächen sein. Wir werden dir jetzt einige Schwächen vorstellen und dann darauf eingehen, warum einige der obengenannten Stärken gleichzeitig auch Schwächen sein können.

Schwächen beim Vernetzen
Go-Getter neigen dazu...

- Leute nicht nah an sich herankommen zu lassen.
- leicht ungeduldig zu werden.
- unbedingt schnelle Ergebnisse erzielen zu wollen.
- zu früh zu viel zu erwarten.
- als arrogant eingeschätzt zu werden.
- als rein auf das Geschäftliche bezogen gesehen zu werden, weil sie Privates für sich behalten.
- manchmal zu sehr auf Ziele und nicht genug auf die Beziehung konzentriert zu sein.

Promoter

Stärken beim Vernetzen
Promoter neigen dazu…

- wegen ihrer Energie für Menschen attraktiv zu sein.
- gern neue Leute kennenzulernen.
- viel zu lächeln, um zugänglicher zu wirken.
- anderen ein gutes Gefühl zu geben, weil sie sie ermuntern.
- viele Leute in der Veranstaltung zu kennen.
- gern im Mittelpunkt zu stehen.
- großartige Kommunikatoren zu sein.
- sehr spontan zu sein.
- mit Veränderungen gut fertig zu werden.
- gern in Gruppen zu arbeiten.
- sich für neue Ideen und Arbeitsmethoden zu interessieren.
- Abenteuer zu lieben.
- ihre Begeisterungsfähigkeit und ihre „Positivität" einzusetzen.

Schwächen beim Vernetzen
Promoter neigen dazu…

- zu langsam auf das Geschäftliche zu sprechen zu kommen.
- zu viel über sich selbst zu sprechen.
- bekannt dafür zu sein, lange Geschichten zu erzählen.
- bei einer Veranstaltung abgelenkt zu wirken, weil sie dort alle ihre Freunde sehen.
- sich mehr darum zu kümmern, Spaß zu haben, als Geschäfte zu machen.
- als nicht sehr fokussiert angesehen zu werden.
- dafür bekannt zu sein, zu viel auf einmal zu machen.

Stärken beim Vernetzen
Nurturer neigen dazu...

- dafür zu sorgen, dass andere sich wohlfühlen.
- sich um Menschen zu kümmern, die unsicher sind.
- mit Leuten in der Veranstaltung tiefe, sinnhafte Beziehungen zu pflegen.
- gut zuhören zu können.
- bei der Veranstaltung mit Leidenschaft bei der Sache zu sein, sonst wären sie nicht da.
- mit Menschen Qualitätszeit zu verbringen.
- bereit zu sein, Persönliches schnell weiterzugeben.
- ein wenig reserviert zu sein.
- aktuelle Beziehungen zu vertiefen anstatt 20 Leute an einem Abend kennenzulernen.
- sich nicht in den Mittelpunkt zu drängen.
- sich hauptsächlich dafür zu interessieren, wie man anderen helfen kann.

Schwächen beim Vernetzen
Nurturer neigen dazu...

- nicht nach Dingen zu fragen.
- ihr Licht unter einen Scheffel zu stellen.
- sich wenig dafür zu interessieren, mit ihrer Kleidung andere zu beeindrucken (was einen schlechten Eindruck beim Go-Getter hinterlassen könnte).
- viele Fragen zu stellen, die andere als zu persönlich empfinden.
- sich auf rein persönliche Informationen zu konzentrieren anstatt auf eine Kombination aus Persönlichem und Geschäftlichem.
- in der Regel nicht bereit zu sein, schnell in eine Geschäftsbeziehung einzutreten.
- zu vielen Dingen „Ja" zu sagen, die für sie nicht in Geschäftsergebnissen resultieren, aber oft für andere.

Examiner

Möglicherweise müssen wir ein paar Dinge über diesen Stil erklären, bevor wir dir eine Liste den Stärken vorlegen. Viele Examiner, mit denen wir als Unternehmer zu tun haben, sagen uns: „Ich netzwerke nicht gern, aber ich weiß, dass es für mein Geschäft notwendig ist."

Diese Aussage entspricht genau ihrem Stil. Examiner sind langsamere und aufgabenorientierte Menschen und brauchen eine Weile, um mit anderen warm zu werden. Und selbst, wenn sie beim Netzwerken beginnen, Beziehungen aufzubauen, so sind diese meistens geschäftlich oder haben etwas mit bestimmten Aspekten und Gemeinsamkeiten in ihrem Leben zu tun. Wir geben dir nun eine Liste von Stärken und Schwächen. Behalte beim Lesen im Hinterkopf, dass Examiner diese Veranstaltungen vermutlich aus reinem Pflichtgefühl besuchen und nicht, weil sie an ihnen Spaß haben.

Stärken beim Vernetzen

Examiner neigen dazu...

- Netzwerk-Veranstaltungen mit einem klar definierten Ziel oder einer Intention zu besuchen.
- sich in der Regel auf Einzelgespräche zu konzentrieren.
- dir viele Fragen über dein Unternehmen zu stellen.
- ihr Ziel zu erreichen und die Veranstaltung dann zu verlassen.
- sich mit vielen verschiedenen Unternehmen auszukennen und über mehrere Branchen sprechen zu können.
- viel zu wissen und dieses Wissen auf Rückfrage auch gerne zum Besten zu geben.

Schwächen beim Vernetzen

Examiner neigen dazu...

- es nicht zu mögen, viele Unbekannte bei Veranstaltungen zu treffen.
- nur für eine kurze Zeit auf Veranstaltungen zu bleiben, es sei denn, sie haben dort etwas zu erledigen.
- nur über Geschäftliches und nicht über Privates zu reden.
- sich im Hintergrund zu halten und nicht besonders aufzufallen.
- sich in sachlicher oder prozeduraler Sprache auszudrücken und die emotionalen Begriffe, die Nurturer und Promoter ansprechen würden, zu vermeiden.
- sich nicht von ihrer besten Seite zu zeigen, weil sie nervös oder „verschlossen" wirken.

"

„Unsere Mitarbeiterinnen Kathrin und Susanne sind sehr gründlich in Trainingsorganisation, in Buchhaltung, in Materialbestellung und sie arbeiten mittlerweile seit vielen Jahren für mich und mit mir und wir passen wunderbar zusammen. Ich weiß, dass meine Talente nicht auf diesen Gebieten liegen. Selbst, wenn ich mich wirklich anstrenge, würde ich sie nicht zu meiner Zufriedenheit und meinem Anspruch bearbeiten."

Frederik

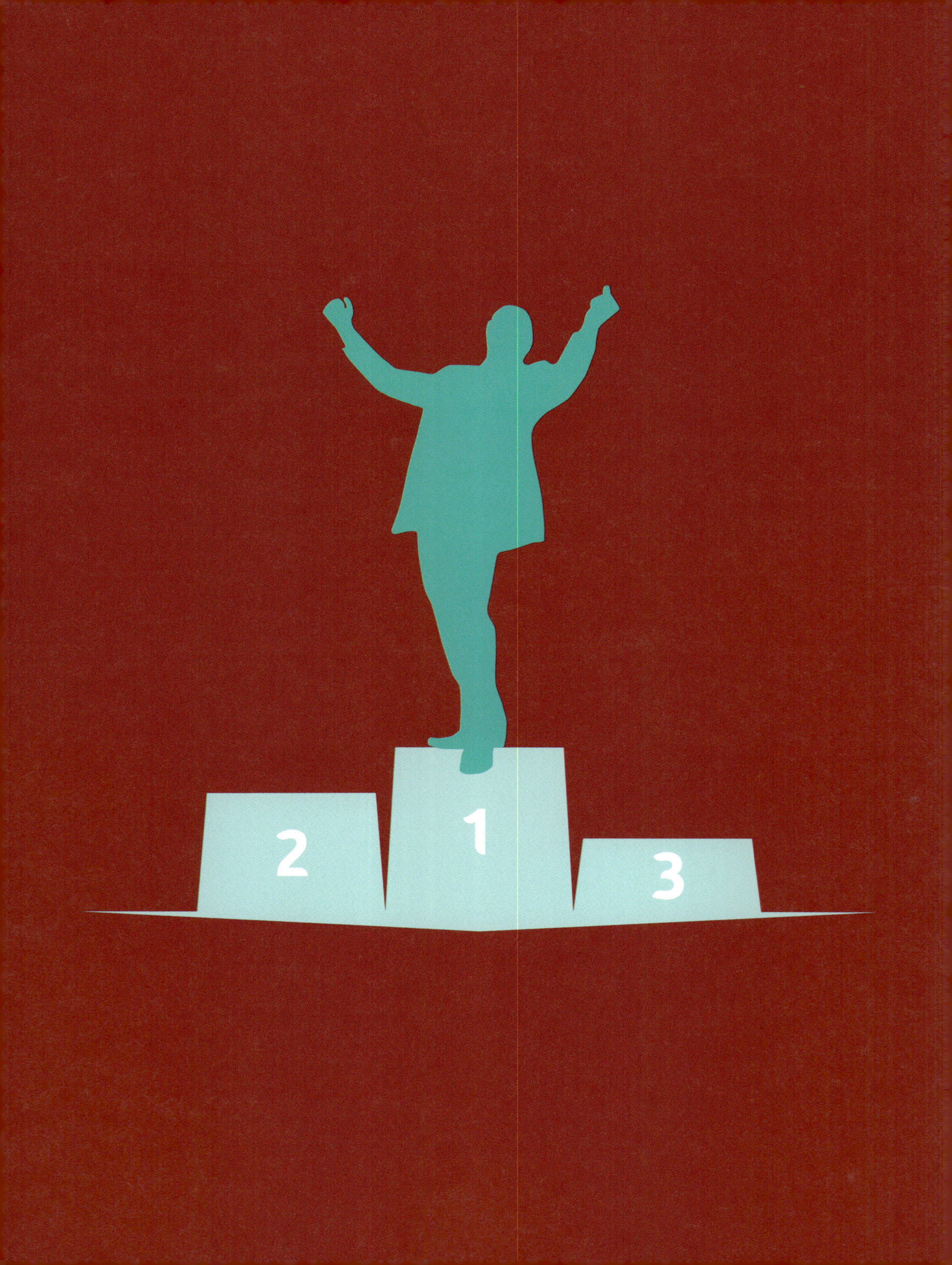
2
1
3

Kapitel 8
Wie alle Verhaltensstile sich verbessern können

In diesem Kapitel geht es darum, dir genau zu zeigen, wie du deine Kommunikation mit den Stilen beim Netzwerken verbessern kannst. Dies ist ein entscheidender Faktor für die Entwicklung von guten Beziehungen. Dies klingt zunächst einmal simpel. Aber es ist in der Praxis nicht immer einfach, sich richtig zu verhalten und so Beziehungen besserer Qualität zu erzielen.

Die Frage ist: Bist du bereit, dich zu verändern, dich zu verbessern und die Beziehung mehr vom Standpunkt anderer zu betrachten, um dieses Ziel zu erreichen? Wenn ja, dann schau dir dieses Kapitel genauer an. Mach kleine Schritte dabei – versuch nicht, alles auf einmal zu ändern, sonst wirst du noch verrückt! Am Ende dieses Kapitels haben wir ein Arbeitsblatt beigefügt, das dir bei der schrittweisen Änderung deines Verhaltens helfen wird.

So funktioniert dieses Kapitel: Wir beginnen, indem wir uns einem Stil zuwenden und dann aufzeigen, welche Veränderungen Menschen mit diesem Stil machen könnten, um besser mit Menschen aller vier Stile beim Netzwerken umgehen zu können. Wir erklären auch, wie man tiefere, bedeutungsvollere Beziehungen entwickeln kann. Du kannst sogar deine Beziehungen mit Menschen des eigenen Stils verbessern.

Du möchtest vielleicht gleich zu deinem Stil vorblättern. Tu das nicht. Unser Ziel ist es, mehr über alle Stile zu erfahren. Du gehst natürlich immer zuerst von deinem Stil aus. Aber wir versprechen dir, dass du mehr lernen wirst, wenn du dir die Abschnitte über die anderen Stile auch durchliest.

Bedenke bei der Lektüre des folgenden Abschnitts, dass wir alle eine Mischung aller vier Stile in unterschiedlicher Intensität in uns haben. Diese Unterschiede verlangen ein wenig Fingerspitzengefühl. Mit Hilfe unserer Strategien wirst du rasch eine „unbewusste Kompetenz“ erwerben.

Verbesserungsmöglichkeiten für Go-Getter

Beginnen wir mit den Go-Gettern! (Übrigens, weißt du, warum wir mit den Go-Gettern beginnen? Sie sind ungeduldig und lieben es, Erste zu sein – und natürlich glauben sie, dass sie sowieso die Wichtigsten sind. Warum also nicht immer und überall mit ihnen beginnen? Nur ein Scherz, ihr Go-Getter... Naja, nicht wirklich. Wenn du ehrlich bist, sagst du dir bestimmt gerade: „Stimmt, na und?")

Bereiche, in denen sich **Go-Getter beim Netzwerken mit anderen Go-Gettern verbessern können.**

- Ermögliche ihnen, mehr über sich zu sprechen, als dass du über dich sprichst.
- Frage nach ihren Erfolgen – fange nicht mit deinen Erfolgen an.
- Versuche nicht, dein Gegenüber auszustechen. Du könntest sonst den ganzen Abend mit diesem Spiel verbringen.
- Entscheide schnell, wie du sie gut aussehen lassen kannst.
- Versuche, ihnen so schnell wie möglich zu helfen. Du solltest beim Abschied ein konkretes Resultat erzielt haben.
- Zeige ihnen, warum sie sich weiter mit dir unterhalten sollen.

Beziehungsvertiefung
Go-Getter und Go-Getter

- Wenn es passt, „durchbrich ihre Mauer." Go-Getter neigen dazu, andere nicht sehr nahe an sich heranzulassen. In vielen Fällen haben sie eine große, scheinbar undurchdringliche Mauer um sich herum errichtet. Sie befürchten, dass ihre Schwächen und Unzulänglichkeiten zutage treten, wenn sie andere zu nah an sich heranlassen. Sobald Sie das Gefühl haben, dass ein Grundvertrauen besteht, versuche, näher an sie heranzukommen. Bitte sie, mehr Zeit mit Strategieplanung zu verbringen. Finde heraus, was sie antreibt, und unterstütze sie dabei. Lass sie wissen, dass man sich auf dich verlassen kann.
- Finde eine Möglichkeit, die Beziehung persönlicher zu gestalten. Denk daran, dass Go-Getter dazu neigen, die Dinge beim Geschäftlichen zu belassen. Wenn du die Beziehung persönlicher gestalten kannst, dann fangen Go-Getter nach und nach an, dich in ihr Leben zu lassen. So kommt ihr einander näher.
- Es mag verrückt klingen, aber wie wäre es, wenn du von ein paar dummen Fehlern erzähltest, die du in deiner Laufbahn gemacht hast? Dein Gesprächspartner ist dann weniger auf der Hut. Übertreib es aber nicht: dein Gegenüber ist nicht an einer umfassenden Beichte interessiert. (Ach, Moment, das würde gar nicht passieren, weil die meisten von euch Go-Gettern es schwer genug finden werden, selbst kleinere Patzer zuzugeben!) Es funktioniert. Versprochen. Es macht dich menschlich. Es ist schon anstrengend, ständig so hohe Standards erfüllen zu müssen!
- Sei offen dafür, immer wieder neue, strategische Wege der Zusammenarbeit durchzusprechen. Sammle spontan neue Ideen. Bitte beachte, dass es beim Brainstorming keine schlechten Ideen gibt: lass deinen Ideen freien Lauf! Dann kannst

du Ideen aussortieren, die verwirklichbar sind, und einen entsprechenden Plan erstellen.
- Sorge dafür, dass sie dich als jemanden wahrnehmen, der längerfristig in ihrem Leben sein wird. Sätze wie: „Wenn wir es in den nächsten fünf Jahren schaffen, X zu erreichen, dann verdrängen wir die Konkurrenz!" zeigen, dass ihr eure Zeit nicht mit fruchtloser Zusammenarbeit verschwendet. So wird das eine wichtige Geschäftsbeziehung. Alles, was Go-Getter tun, muss „sich lohnen."

Bereiche, in denen sich **Go-Getter beim Netzwerken mit Promotern verbessern können**

- Go-Getter, lasst mal Fünfe gerade sein! Lass mal einen Teil des geschäftlichen Gesprächs sein und frag: „Was tun Sie, wenn Sie nicht arbeiten?" oder „Was macht Ihnen Spaß?" Finde etwas über den anderen heraus, das nichts mit dem Geschäft zu tun hat.
- Bleib positiv, egal, über was du gerade sprichst! Vergiss die Statistiken oder die technischen Dinge, über die du sprechen könntest, und lass die anderen über sich selbst sprechen. Denk daran, dass Promoter menschenorientiert sind. Du kannst sie beispielsweise fragen: „Zu welchen anderen Netzwerken gehören Sie noch?" oder „Wen kennen Sie in diesem Netzwerk?"
- Sei energiereich, positiv und unbeschwert – nicht zu ernst.
- Konzentriere dich darauf, sie dazu zu bringen, über sich selbst zu sprechen. Vergiss einmal, dass du im Mittelpunkt stehen willst, und überlass dem Promoter das Rampenlicht. Die Promoter werden das Gespräch mit einem guten Gefühl beenden und mit dir mehr Zeit verbringen wollen.

Beziehungsvertiefung
Go-Getter und Promoter

- Frag dich: „Wann haben meine Promoter-Empfehlungsquelle und ich das letzte Mal zusammen Spaß gehabt?" Entscheidend für den langfristigen Erfolg ist, die Geschäftsbeziehung persönlich und leichtherzig zu gestalten. Wann habt ihr beide das letzte Mal zusammen gelacht? Dies sind ernstgemeinte Fragen. Wenn dem Promoter die Beziehung mit dir keinen Spaß macht, dann sucht er sich irgendwann jemanden, dem er helfen kann und mit dem er gleichzeitig auch Spaß hat.
- Erkennst du die Arbeit und die Mühe des Promoters an, die er darauf verwendet, dich weiterzuempfehlen? Wie Tony oft sagt, kommt ein „Super!" vom Go-Getter fast ausschließlich, wenn er an der Tankstelle steht! Go-Getter erwarten Dinge ganz selbstverständlich von Anderen, anstatt ihre Arbeit anzuerkennen. Erfahre

in Kapitel 9 mehr darüber, wie man die anderen Stile motivieren kann.

- Sieh zu, dass ihr beide auf dem richtigen Weg bleibt und dabei Spaß habt. Druck funktioniert nicht bei Promotern. Du musst einen kreativen, positiven Weg finden, um Empfehlungen oder die Resultate nachzuverfolgen, die du von der Beziehung erwartest. Wenn aus der Beziehung zu viel Druck erwächst, dann verschwinden Promoter. Wenn Druck ausgeübt wird, hat man keinen Spaß, bleibt nicht bei guter Laune und arbeitet auch nicht gern, finden sie.

Bereiche, in denen sich **Go-Getter beim Netzwerken mit Nurturern verbessern können**

- Sei geduldig! Richte dich darauf ein, einige Minuten mehr mit ihnen zu verbringen und überstürze die Unterhaltung nicht. Widme ihnen Qualitätszeit.
- Sei aufmerksam. Drifte nicht ab, während sie etwas erklären, sondern sei im Gespräch präsent. Wenn Nurturer sich nicht wichtig genug genommen fühlen, hast du deine Chance verschenkt.
- Sei bereit, geschäftliche und persönliche Fragen zu stellen. Einige der meistgestellten Fragen sind: „Wohnen Sie schon lange hier?“, „Lebt Ihre Familie in der Nähe?“ oder „Was mögen Sie besonders an Ihrem Beruf?“ Diese Fragen können viele qualitativ hochwertige Gespräche auslösen und dir helfen, das Gespräch auf der persönlichen Ebene zu halten.
- Halte dich ein bisschen zurück. Nurturer bewegen sich nicht so schnell: sie müssen mit dem nächsten Schritt voll und ganz einverstanden sein. Also, keinen Druck ausüben. Mach klar, dass du an einer langfristigen Geschäftsbeziehung interessiert bist. Geh mit dem Tempo ein bisschen herunter, um sicherzustellen, dass sie dir voll und ganz vertrauen. Verwende Sätze wie: „Ich würde gern mehr Zeit mit Ihnen verbringen, um zu sehen, wie Sie anderen wirklich weiterhelfen.“ Denk daran, dass Nurturer gute Zuhörer sind. Das bedeutet, dass Sie großartige Empfehlungen geben, wenn sie dir genug vertrauen.

Beziehungsvertiefung
Go-Getter und Nurturer

- Gib ihnen mehr Zeit. Es zeigt ihnen, dass du die Beziehung schätzt, da sie verstehen, wie wertvoll deine Zeit ist. Geh mit ihnen einen Kaffee trinken, oder besser noch, lade sie zum Essen bei dir zu Hause ein. Lass sie in dein Leben!
- Werde persönlich. Versuche, so viel wie möglich über sie herauszufinden, über ihre Familie, ihre Wünsche, ihre Leidenschaften, was und wen sie lieben. Ja genau, alles Persönliche, was du dir vorstellen kannst! Glaub mir. Tu es einfach!

- Sprich mit ihnen über die Möglichkeiten, beispielsweise: „Was wäre, wenn unsere Unternehmen wie X aussähen?“ oder „Was wäre, wenn Sie und ich zusammen X machen könnten?“ Diese Formulierungen erlauben ihnen, sich über die Möglichkeiten Gedanken zu machen, ohne dass sie sich unter Druck gesetzt fühlen. Was für die meisten Nurturer nicht so gut geht, ist, zu sagen: „Okay, lassen Sie uns das unbedingt bis nächste Woche erledigt haben!“ Das ist beim Netzwerken zu viel Druck.

  Rede über deine Pläne und ende mit: „Das könnten wir ja noch einmal überdenken. Das wäre schön.“ Gib ihnen genug Zeit, ihre möglichen Reaktionen zu überdenken.

Bereiche, in denen sich **Go-Getter beim Netzwerken mit Examinern verbessern können**

- Kontrolliere das Tempo des Gesprächs. Stelle eine Menge Fragen zu ihrem Unternehmen und bleibe beim Geschäftlichen. Das Gespräch sollte natürlich klingen, nicht wie ein Verhör. Manchmal fühlen sich Leute in die Ecke gedrängt, wenn Go-Getter viele Fragen stellen. Man kann nicht immer einordnen, warum sie so viele Fragen stellen. Es ist eine Unterhaltung, kein Duell.
- Erwähne nur einen großen Erfolg, es sei denn, du wirst explizit auf Erfolge angesprochen. Es dauert eine Weile, bis Examiner sich über jemanden eine Meinung gebildet haben, und wenn du ihnen direkt als Angeber erscheinst, dann finden sie das nicht gut. Bewerte deine Erfolge nicht über und bleib bescheiden.
- Frag sie, was sie auf der Veranstaltung erreichen wollen. Genau wie du kommen Examiner mit einem erklärten Ziel oder einer klaren Absicht an.

Beziehungsvertiefung
Go-Getter und Examiner

- Die Beziehung muss klare Strukturen haben. Examiner müssen verstehen, wie die Beziehung abläuft, was deine Erwartungen sind, welche Zeitverpflichtungen sie eingehen usw. Langfristiges Planen ist entscheidend für Examiner. Sie wollen wissen, dass du auf lange Sicht da sein wirst. Ansonsten lohnt es sich nicht für sie, ihre Zeit in dich zu investieren.
- Examiner – genau wie Nurturer – akzeptieren Veränderungen nicht so leicht. Gib ihnen also genügend Zeit, sich mit allem Neuen zu befassen. Verwende Formulierungen wie: „Ich habe über X nachgedacht. Ich weiß noch nicht, was ich

als nächstes tun werde, aber ich dachte, das wäre vielleicht von Interesse für Sie.“ Oftmals, wenn wir so etwas gesagt hatten, haben die Examiner für uns recherchiert und uns bei dem Prozess geholfen. Sie haben sich die Zeit genommen, uns bei den nächsten Schritten zu helfen, oder haben sogar den Kontakt zu einem Experten hergestellt, der wusste, was als nächstes zu tun war.
- Schreib dir Details zu den Empfehlungen auf, die ihr euch gegenseitig aussprecht. Es geht nicht darum, dass für beide der gleiche finanzielle Nutzen entsteht. Es geht darum, dass beide entsprechend ihrer Erwartungen erfolgreich sind.

Also, die Damen und Herren Go-Getter, jetzt, wo ihr wisst, wie ihr euch verbessern könnt, seht ihr, wie einfach es ist, bessere Resultate durch euer Netzwerken und eure Empfehlungsbeziehungen zu erzielen? Nur einige wenige Anpassungen führen zu dramatischen Veränderungen, die sich entscheidend auf den Profit deines Unternehmens auswirken können. Also viel Glück! Halt, du glaubst nicht an Glück – du glaubst daran, die Dinge selbst in die Hand zu nehmen. Gut. Dann – sei deines eigenen Glückes Schmied!

Verbesserungsmöglichkeiten für Promoter

Liebe Promoter! Der nächste Abschnitt richtet sich 100% an euch! Hier findest du exakt das, was du benötigst, um mit ein paar einfachen Schritten dafür zu sorgen, dass die Menschen dich noch mehr mögen, als sie das jetzt schon tun. Wenn du mit dem Lesen dieses Abschnitts fertig bist, wirst du viele Menschen vor dem inneren Auge haben, mit denen man bessere und tiefere Beziehungen führen kann. Wir wissen: du schaffst das! Am Ende dieses Kapitels wird es ein Arbeitsblatt geben, das dir hilft, einige der nächsten Schritte aufzuschreiben. Also pass gut auf. Viel Spaß!

Bereiche, in denen sich ein **Promoter beim Netzwerken mit Go-Gettern verbessern könnte**

- Sei bei deinem Gespräch extrem konzentriert. Selbst wenn du Freunde ankommen siehst, verbleib in vollem Augenkontakt mit dem Go-Getter. Du zeigst ihnen so, dass du dich nicht leicht ablenken lässt. Go-Getter wollen deine ungeteilte Aufmerksamkeit.
- Sei bereit dazu, gleich zum Geschäftlichen zu kommen. Konzentriere dich einen Großteil des Gesprächs auf dein Gegenüber. Frag nach ihren Erfolgen in der Wirtschaft und nach ihrem Fachgebiet und ihrer Expertise.
- Verwende kurze Sätze und fass dich auch ansonsten kurz. Go-Getter brauchen nicht viele Details, um Entscheidungen zu treffen. Sie versuchen jetzt schon, deine Sätze für dich zu beenden!
- Nimm nicht zu viel Zeit in Anspruch. Stelle sicher, dass es für die Go-Getter Wert hat, dich besser kennenzulernen. Was springt für sie heraus? Das muss ihnen klar sein, bevor sie bereit sind, einen Termin mit dir zu vereinbaren.

Beziehungsvertiefung
Promoter und Go-Getter

- Wenn eine gute Beziehung zu einem Go-Getter eingeschlafen ist, dann überleg dir, wo du vielleicht abgelenkt wurdest. Versichere dem Go-Getter, dass du wieder auf Kurs bist, fokussiert und bereit, weiterzuarbeiten. Frage sie, was ihr nächstes Ziel ist und sieh zu, wie du helfen kannst. Zeig ihnen relativ schnell, welche Resultate deine Empfehlungen gebracht haben. Nutze deine Möglichkeiten, sie jemand anderem vorzustellen.
- Zeige ihnen anhand deines Kalenders, wann du genau gedenkst, dich für sie einzusetzen. Dies wird ihnen Schwarz auf Weiß zeigen, wie du dich bemühst.
- Wenn du ein Resultat erzielst, dann stelle sicher, dass die Go-Getter davon hören. Schick sofort eine E-Mail oder ruf direkt an. Warte nicht bis zum nächsten Treffen.
- Beginne immer mit dem Geschäftlichen. Wenn du danach noch Zeit hast, könnt ihr über Persönliches reden. Du weißt ja: ‚Erst die Arbeit, dann das Vergnügen.'

Bereiche, in denen sich ein **Promoter beim Promotern mit anderen Promotern verbessern könnte**

- Erlaube den anderen Promotern, im Gespräch im Mittelpunkt zu stehen. Hör dieses Mal zu!
- Du kannst Spaß haben und Energie versprühen, solltest aber definitiv auch ein paar rein geschäftliche Fragen stellen.
- Sätze wie: „Wenn wir uns besser kennenlernen würden, könnten wir bei einer Zusammenarbeit einen Riesenspaß haben!" funktionieren gut. Du zeigst den anderen Promotern, dass du geschäftsorientiert bist, aber trotzdem Spaß bei der Arbeit haben kannst.
- Frag die anderen Promoter nach ihren Zielen.

Beziehungsvertiefung
Promoter und andere Promoter

- Sei der Promoter, der bei Gesprächen fokussiert bleibt.
- Sei bereit, Erfolge nachzuverfolgen, damit ihr sie zusammen feiern könnt.
- Sei kreativ und richtet euch vielleicht sogar Wettbewerbe oder Spiele füreinander ein. So macht es viel mehr Spaß, zusammen Geschäfte zu machen.
- Frag, wie du ihnen persönlich helfen kannst – viele Promoter sind mit einer Fülle von zu vielen Aufgaben überfordert und brauchen Hilfe, wollen aber nicht direkt um Hilfe bitten.
- Haben wir schon das gemeinsame Feiern von Erfolgen erwähnt … Dies ist wirklich wichtig, wenn du eure Beziehung vertiefen willst!

Bereiche, in denen sich ein **Promoter beim Netzwerken mit Nurturern verbessern können**

- Sei zuerst einmal nicht zu überschwänglich, wenn du jemandem zum ersten Mal begegnest. Erlaube ihr oder ihm, im Gespräch mehr als du zu sagen.
- Stelle aussagekräftige Fragen über sie und beziehe definitiv persönliche Informationen mit ein.
- Sei aufrichtig und konzentriere dich wirklich auf euer Gespräch.
- Dein Augenkontakt sollte stetig, aber aufrichtig sein.
- Lass sie wissen, dass du nach sinnvollen langfristigen Beziehungen suchst.

Beziehungsvertiefung Promoter und Nurturer

- Frag dich, wann du dich das letzte Mal allein auf die Bedürfnisse des Nurturers konzentriert hast.
- Verbringt Qualitätszeit unter vier Augen, nicht in größeren Gruppen. Das zeigt, dass du ein echtes Interesse an ihnen hast.
- Finde heraus, wie du ihnen das Gefühl geben kannst, dass sie wichtig für dich sind.
- Gib ihnen viel positives mündliches Feedback.
- Wenn du das Gefühl hast, dass sich in eurer Beziehung nichts bewegt, dann hängt das vermutlich daran, dass nicht genügend Vertrauen besteht. Wenn du darüber hinwegkommen willst, führe gehaltvollere Gespräche mit ihnen und zeig ihnen, dass du eure Beziehung auf lange Sicht verbessern möchtest.

Bereiche, in denen sich ein **Promoter beim Netzwerken mit Examinern verbessern könnte**

- Sei bereit, viele, viele Fragen über sie zu stellen. Du wirst tendenziell kurze Antworten erhalten, und das sollte okay sein.
- Hör gut zu, um mit Examinern ins Detail zu gehen. Du kannst dein Interesse an ihnen am besten durch Aufmerksamkeit zeigen.
- Konzentriere dich hauptsächlich auf das Geschäftliche.
- Eine gute Frage an Examiner ist: „Was möchten Sie auf dieser Veranstaltung heute Abend erreichen?“ Und schau dann, ob du dabei helfen kannst.
- Wenn du einen Examiner einer anderen Person auf der Veranstaltung vorstellen möchtest, erkläre ihm, warum du das tust.

Beziehungsvertiefung Promoter und Examiner

- Gehe mit dem Tempo herunter und vereinbare ein dediziertes Treffen mit ihnen, um sie zu fragen, wie ihrer Meinung nach die Geschäftsverbindung weiterkommt.
- Frag sie: „Was könnten wir unter Umständen tun, um diese Beziehung zu verbessern?“ Sie werden dir sagen, wie sich die Dinge ändern sollen. Bitte sie um spezifische Beispiele.
- Frag, ob sie bereit wären, die Resultate deiner jeweiligen Empfehlungen nachzuverfolgen, damit du in der Lage bist, ein Tracking-System einzurichten, um die Ergebnisse eurer gemeinsamen Arbeit messen zu können. Stell dann sicher, dass du deine Versprechen einhältst!
- Denk daran, dass Examiner im Empfehlungsmarketing sehr gut Systeme erstellen können. Sobald sie die Systeme eingerichtet haben, werden die Empfehlungen schnell hereinkommen. Examiner können dir dabei helfen, Systeme für dich zu entwickeln. Revanchiere dich dafür!

Verbesserungsmöglichkeiten für Nurturer

Liebe Nurturer, wir möchten euch nun zeigen, wie ihr eure Beziehungen beim Vernetzen verbessern könnt. In diesem Abschnitt geht es darum, dir dabei zu helfen, zu verstehen, wie du andere dazu bringen kannst, sich in neuen Geschäftsverbindungen wohlzufühlen und bestehende Verbindungen für sich wichtiger zu machen.

Du hast bereits einen ausgeprägten Sinn dafür, andere zu respektieren. Wenn du diesen Abschnitt gelesen hast, wirst du noch besser darin sein. Mit Hilfe des Arbeitsblattes am Ende des Kapitels wirst du herausfinden, welche Puzzleteile noch bei dir fehlen, die du beim Netzwerken einbauen kannst. So kannst du anderen nachhaltig helfen. Wir hoffen, dass dir das gefällt!

Bereiche, in denen sich ein **Nurturer beim Netzwerken mit Go-Gettern verbessern könnte.**

- Kleider machen Leute. Go-Getter werden von Erfolg angezogen, und etwas, wonach sie sofort schauen ist, wie jemand angezogen ist. Wenn du dich mit Go-Gettern vernetzen willst, dann schlagen wir vor, dass auch du darauf Wert legen solltest.
- Während du mit ihnen im Gespräch bist, kannst du ruhig sehr direkte Fragen stellen – sie geraten nicht so leicht aus der Fassung!
- Frag sie, welche Unternehmensziele sie haben.
- Finde heraus, warum sie an der Veranstaltung teilnehmen, und wie du ihnen helfen kannst, ihre Ziele zu erreichen.
- Stell dich gerade vor sie hin, zeig Haltung, sei freundlich aber auch fokussiert und zielstrebig. Go-Getter müssen wissen, warum sie dich brauchen!

Beziehungsvertiefung
Nurturer und Go-Getter

- Bereite dich auf ein Treffen gut vor. Go-Getter arbeiten gern schnell. Wenn es dir nicht möglich ist, eine Entscheidung zu fällen, sag: „Ich melde mich bei Ihnen." Melde dich dann so schnell wie möglich.
- Komm zum Treffen mit klaren Zielen im Kopf oder sogar mit einer Agenda – so etwas lieben Go-Getter!
- Sei bereit, zuerst über das Geschäft zu reden und dann, wenn am Ende noch Zeit ist, ein wenig zu plaudern.
- Bereite jedes Treffen vor, so dass du ein klares Ziel hast, was du erreichen möchtest, und lege deine Karten auf den Tisch. Go-Getter mögen Direktheit.
- Drücke deutlich aus, was du willst und frag sie nach Dingen. Go-Getter werden die Tatsache zu schätzen wissen, dass du sie ein bisschen auf Trab hältst!

Bereiche, in denen sich ein **Nurturer beim Netzwerken mit Promotern verbessern könnte**

- Lächle viel! Promoter werden von positiven, fröhlichen Menschen angezogen, so dass ein Lächeln viel bewirken kann!
- Sei ein wenig energiereicher. Das mögen sie.
- Wenn du das kannst, versuch ein wenig animierter zu sprechen und deine Hände sprechen zu lassen.
- Sprich über persönliche Dinge, aber frag sie auch irgendwann: „Was wollen Sie in diesem Jahr in Ihrem Unternehmen erreichen?" Höre dann zu – das ist deine Stärke.
- Sei aufrichtig an ihnen interessiert und teile mit, wie du glaubst, dass du ihnen helfen kannst.

Beziehungsvertiefung
Nurturer und **Promoter**

- Sieh zu, dass alle Treffen in einem relativ schnellen Tempo ablaufen. Du kannst Treffen interessanter gestalten, indem du den Treffpunkt variierst.
- Promoter lassen sich leicht ablenken und du wirst dazu neigen, mit ihnen abzuschweifen, weil du dich von ihnen leiten lässt. Sei derjenige, der das Treffen auf Kurs hält. Du machst eure Beziehung wertvoller, wenn du dafür sorgst, dass die Promoter gleichzeitig mehr Geschäfte machen und deine Gesellschaft schätzen.
- Sei eine Mittlerin! Sie stehen gern in Verbindung mit anderen Menschen. Finde heraus, mit wem die Promoter wirklich zu tun haben wollen und hilf ihnen.
- Tu so viel wie möglich, um sie in deinem Netzwerk bekannt zu machen.
- Verbring Zeit mit ihnen unter vier Augen. In großen Gruppen neigen sie dazu, sich in Szene zu setzen. Wenn sie stattdessen mit dir allein sind, ist es für sie einfacher und entspannender... etwas, was sie manchmal brauchen können.

Bereiche, in denen sich ein **Nurturer beim Netzwerken mit anderen Nurturern verbessern könnte**

- Werde gut darin, nachzufragen, wann über Geschäfte gesprochen werden kann. Nurturer unter sich neigen dazu, sich nur über Persönliches zu unterhalten. Sobald ihr miteinander klarkommt, frag einfach: „Können wir jetzt ein bisschen übers Geschäftliche sprechen?"
- Wenn du das Gefühl hast, der erste Kontakt mit dem Nurturer ist gut verlaufen, sei derjenige, der um ein zweites Treffen bittet, um die Beziehung zu vertiefen.

Vermutlich wird dein Gegenüber dich nicht fragen – Nurturer bitten nicht gern um etwas.
- Dein Auftreten, zum Beispiel dein Tempo, deine Gesten und der von dir verwendete Umgangston, wird vermutlich für euch beide angenehm sein. Hier musst du gar nichts ändern!

Beziehungsvertiefung Nurturer und ein anderer Nurturer

- Sichere dir zu Beginn der Beziehung die Erlaubnis zu, offen fragen zu können, was ihr beide voneinander benötigt. Wer nicht wagt, gewinnt auch nicht.
- Lege bestimmte Termine fest, wo ihr euch einfach nur trefft, und andere, wo ihr über Geschäftliches sprecht. So hat ein jedes Treffen eine klare Zielsetzung.
- Beteilige dich an ihrem Privatleben auf irgendeine Weise.
- Plane Treffen im Voraus. Wie du weißt, verzetteln sich Nurturer gern in ihrem Bemühen, anderen zu helfen, und vergessen darüber, die Treffen einzuplanen, die sie für ihre eigenen Empfehlungsbeziehungen brauchen.

Bereiche, in denen sich ein Nurturer beim Netzwerken mit Examinern verbessern könnte

- Versuche, mit Examinern ein strukturiertes Gespräch zu führen. Dadurch werden sie sich wohlfühlen.
- Du wirst vermutlich auf deine Fragen kurze Antworten erhalten. Das ist in Ordnung. Stelle weitere Fragen und gehe in die Tiefe und mehr ins Detail.
- Konzentriere dich hauptsächlich auf das Geschäftliche.
- Stell direkte Fragen.
- Frage, wie du ihnen bei der Veranstaltung helfen kannst. In der Regel, gehen Examiner nicht gern zu Netzwerk-Veranstaltungen. Wenn du ihnen anbietest, ihnen dabei zu helfen, ihr Ziel zu erreichen, dann werden sie dir dankbar sein.

Beziehungsvertiefung Nurturer und Examiner

- Frage sie, mit welchen Aspekten der Beziehung sie zufrieden sind.
- Besprich die gemeinsam erzielten und dokumentierten Resultate offen.
- Diskutiere, welche Systeme oder Prozesse, ihr einrichten könnt, um euch gegenseitig besser helfen zu können.
- Sei sicher, dass du voll und ganz verstehst, was sich die Examiner für die Zukunft von deiner Verbindung erhoffen.
- Schaffe gegebenenfalls eine Möglichkeit, dich auch in ihr persönliches Leben einzubringen.

Verbesserungsmöglichkeiten für **Examiner**

Liebe Examiner, dieser nächste Abschnitt beschreibt eine gründliche und effektive Art und Weise, wie ihr eure Beziehungen zu den anderen Stilen verbessern könnt. Du kannst sicher sein, dass diese Strategien die gewünschten Ergebnisse für dein Empfehlungsmarketing erzielen werden. Das Arbeitsblatt am Ende dieses Kapitels enthält eine detaillierte Liste der nächsten Schritte.

Bereiche, in denen sich ein **Examiner beim Netzwerken mit Go-Gettern verbessern könnte.**

- Sei bereit, dich ihnen vorzustellen. Examiner neigen dazu, zu warten, bis andere sich vorstellen. Wenn du dich aber zuerst vorstellst, so signalisiert das, dass du Selbstvertrauen hast, ehrgeizig und direkt bist – was alle Go-Getter lieben!
- Sprich ein bisschen schneller. Go-Getter sind temporeich und langweilen sich bei Gesprächen schnell. Wenn du in dieser Beziehung ankommst, dann bleiben die Go-Getter viel eher bei der Sache.
- Konzentriere dich auf sie und ihr Unternehmen.
- Nenne ihnen einen bestimmten Grund, warum sie dich besser kennenlernen sollten. So kann zum Beispiel eine Aussage wie „Ich habe über 500 treue Kunden" wirklich Aufmerksamkeit erregen.
- Wenn es deine Strategie ist, mehr Go-Getter anzuziehen, dann stell´ sicher, dass du das professionelle Geschäftsimage ausstrahlst, dass Go-Getter zu schätzen wissen.

Beziehungsvertiefung
Examiner und Go-Getter

- Da sowohl Examiner als auch Go-Getter aufgabenorientiert sind, ist es wahrscheinlich, dass ihr euch nur auf das Geschäft konzentrieren werdet. Gehe tiefer. Interessiere dich auch für das Privatleben, so dass ihr euch näherkommt und die Beziehung vertieft.
- Habt ihr bereits miteinander vereinbarte Termine? Go-Getter haben in der Regel volle Terminkalender. Stelle sicher, dass du die dir zustehende Zeit bekommst. Deine Fähigkeit, weit im Voraus zu planen, wird dir dabei helfen.
- Wenn der Go-Getter ein wenig hinter euren gemeinsamen Zielen zurückbleibt, scheue dich nicht davor, ihn aufzufordern, sich neu zu verpflichten. Sie mögen Herausforderungen und können es verkraften, gefordert zu werden.
- Go-Getter können leicht etwas bewegen, aber was du von ihnen willst, ist dass sie mit dir vereinbaren, innerhalb eines strukturierten Systems zu arbeiten. Dies stellt eine weitere Chance für dich dar, ihnen zu zeigen, wie viel einfacher solch eine strukturierte Vorgehensweise ist, und wie dadurch für euch beide Resultate garantiert werden können. Wenn es mehr Resultate gibt, dann bleiben Go-Getter länger in Geschäftsbeziehungen.

Bereiche, in denen sich ein **Examiner beim Netzwerken mit Promotern verbessern könnte**

- Von zentraler Bedeutung ist es, Energie zu haben und ein Lächeln auf dem Gesicht!
- Du solltest mit Promotern auch ein bisschen schneller sprechen.
- Stelle ihnen Fragen und richte dich darauf ein, sie eine Weile reden zu lassen.
- Gratuliere ihnen, wenn sie dir von ihren Errungenschaften erzählen, und stelle ihnen Fragen, wie: „Wie war das für Sie?“ Du wirst sehen, wie ihr Gesicht aufleuchtet!
- Halte alle Gespräche sehr positiv, optimistisch und leicht. Sei nicht gleich zu Beginn eures Gesprächs zu tiefgründig. Das hat später immer noch Zeit.

Beziehungsvertiefung
Examiner und Promoter

- Siehe zu, dass die Verbindung vergnüglich und interessant bleibt. Versuche, den Promoter zu überraschen.
- Biete ihnen an, Arbeitsblätter/Tabellen/Excel-Programme zu erstellen, die die Ziele eurer gemeinsamen Arbeit oder Projekte nachverfolgen. Sie werden dich dafür lieben!
- Sei diejenige, die für Fokus sorgt. Sie werden dir später dankbar sein.
- Sei bereit, dich ihnen öfter zu öffnen. Erlaube ihnen Einblicke in dein Privatleben.
- Schau dir die Zeit näher an, die ihr zusammen verbringt. Wenn es immer nur ums Geschäft geht, wäre es gut, ein bisschen Spaß in die Sache zu bringen!
- Höre ihnen aufmerksam zu und sie werden dir von den Dingen erzählen, die sie begeistern. Vielleicht kannst du ungezwungenere Treffen um diese Dinge herum planen.

Bereiche, in denen sich ein **Examiner beim Netzwerken mit Nurturern verbessern könnte**

- Sprich manchmal über persönliche Dinge.
- Erzähle ihnen, wer du bist, wie du zu deinem Unternehmen gekommen bist und warum du deinen Beruf liebst, anstatt nur darüber zu sprechen „was du beruflich tust.“ So kannst du sie näher kennenlernen.
- Versuche dich mehr in die Konversation einzubringen. Du wirkst dadurch echter statt zu direkt.
- Stelle Fragen, wie: „Was schätzen Sie besonders an Ihrem Unternehmen?“ So erlaubst du ihnen, zu erzählen, wie sie Menschen helfen, was sie gern tun.

Beziehungsvertiefung **Examiner** und **Nurturer**

- Frage dich: „Was weiß ich über ihr Privatleben?" Wenn das nicht allzuviel ist, dann konzentriere dich darauf und hake nach.
- Wenn du dich mit ihnen triffst, frag ganz bewusst nach ihrer Familie, nach Freunden oder Freizeitaktivitäten. So zeigst du ihnen, dass du dich für sie interessierst.
- Engagiert euch bei einem Projekt oder einer Wohltätigkeitsorganisation, für das bzw. die ihr euch interessiert. So entsteht eine nicht rein auf das Geschäftliche bezogene Verbindung.
- Hilf ihnen dabei, dich direkt nach mehr Geschäften, Empfehlungen usw. zu fragen. Nurturer fragen in der Regel nicht gern direkt nach etwas. Wenn du ihnen erlaubst oder sie sogar ermutigst, dich direkt um etwas zu bitten, hilfst du ihnen, mit dieser Scheu umzugehen.

Bereiche, in denen sich ein **Examiner beim Netzwerken mit anderen Examinern verbessern könnte**

- Ermutigt euch gegenseitig, mehr über Persönliches zu sprechen.
- Ihr neigt vermutlich dazu, euch während der Veranstaltung ausschließlich miteinander zu unterhalten. Versucht stattdessen, bewusst auch andere kennenzulernen und ermutigt einander, dies zu tun.
- Achte darauf, nicht zu rechthaberisch zu erscheinen, was bestimmte Themen angeht. Examiner haben in der Regel bei vielen Themen festgefügte Meinungen. Eine Netzwerk-Veranstaltung ist nicht unbedingt der Ort, um diese sofort an den Mann und die Frau zu bringen.
- Versuche, dich zu Beginn einer Geschäftsbeziehung öfter zu treffen, um den Prozess voranzutreiben. Ihr werdet auf diese Weise schneller effektive Verbindungen schmieden.

Beziehungsvertiefung **Examiner** und **Examiner**

- Finde heraus, welche Prozesse oder Systeme ihr füreinander eingerichtet habt, und bewerte diese nach Ergebnissen.
- Besprecht miteinander, wie ihr eure Empfehlungsarbeit verbessern könnt.
- Trefft gegebenenfalls eine bewusste Entscheidung, euch zu öffnen und mehr persönliche Informationen auszutauschen.
- Beginnt damit, regelmäßig Zeit miteinander zu verbringen und auch „Zeit für Persönliches" einzuplanen. Wir sind uns bewusst, dass das sehr seltsam klingt. Dennoch ist das tatsächlich notwendig, um die effektivsten Empfehlungsbeziehungen zu haben.

Wir verstehen, dass niemand perfekt ist, und du das nicht alles bei deiner nächsten Netzwerk-Veranstaltung in die Tat umsetzen kannst. Aber es ist etwas, worauf man hinarbeiten kann. Was denkst du: Wenn du diese Informationen vor 20 Jahren gehabt hättest, würden deine heutigen Geschäftsverbindungen dann anders aussehen? Da sind wir uns sicher!
Wir möchten, dass du dir einige deiner nächsten Schritte mit Hilfe des soeben erlernten Materials notierst. Das Arbeitsblatt, dass du gleich durchgehen wirst, ist ein einfaches, aber effektives Mittel, einige Informationen zu sammeln, und sie zur Arbeit an besseren Beziehungen zu nutzen, die letztendlich länger als bisherige Beziehungen andauern werden.

Arbeitsblatt | Verbesserungsmöglichkeiten

Wo wirst du damit anfangen, deine Fähigkeiten zu verbessern?

1 Bei Netzwerk-Veranstaltungen sprichst du normalerweise mit:

---

2 Du fühlst dich am wohlsten mit welchen Stilen?

---

3 Du fühlst dich am unwohlsten mit welchen Stilen?

---

4 Können alle Stile zu exzellenten Empfehlungsquellen für dich werden?

---

5 Denke an die verschiedenen Netzwerke, denen du angehörst, und notiere dir die Namen der Mitglieder jedes Netzwerks unter den Stilen, von denen du glaubst, dass sie zutreffen. Du wirst vermutlich raten, aber das ist nicht weiter schlimm.

	Go-Getter	Promoter	Nurturer	Examiner
BNI				
Kammer				
Rotary				
Fach-verband				
Schule				
Kirche				
Andere				

Natürlich ist dies nur ein Einstieg in die Identifikation der Verhaltensstile der Personen, die du derzeit in deinem Netzwerk kennst. Wenn du bei der Bestimmung von Stilen nicht weiterkommst, dann gehe einen Schritt zurück und bestimme, ob sie schneller oder langsamer und menschenorientiert oder aufgabenorientiert sind. Das wird dir bei der Bestimmung der Stile helfen.

Kreuze jetzt an, welche fünf Beziehungen in jeder Kategorie dir am wichtigsten sind. Wenn du kurz zurückblätterst und schaust, wie man Beziehungen vertiefen kann, kannst du dir jetzt ein paar Dinge aussuchen, die du tun kannst, oder entscheiden, welche Art von Gesprächen du führen möchtest.

Hier ist ein Beispiel:

Du hast Susi unter „Kammer" aufgeschrieben. Susi ist eine Nurturin und du bist ein Promoter. Was kannst du tun, um deine Beziehung mit Susi zu vertiefen? Blättere kurz zum entsprechenden Abschnitt zurück.

	Kammer	Name	Stil	Was ich tun kann
# 1		Susi	Nurturer	Ihr eine Karte schicken, die zeigt, wie wichtig sie ist, nur mit ihr zusammen Kaffee trinken, sie fragen, wie ich ihr helfen kann.
# 2		usw.		

Jetzt bist du dran.

	BNI Name	Stil	Was ich tun kann
# 1			
# 2			
# 3			
# 4			
# 5			

Kammer	Name	Stil	Was ich tun kann
# 1			
# 2			
# 3			
# 4			
# 5			

Rotary	Name	Stil	Was ich tun kann
# 1			
# 2			
# 3			
# 4			
# 5			

	Fachverband	Name	Stil	Was ich tun kann
# 1				
# 2				
# 3				
# 4				
# 5				

	Schule	Name	Stil	Was ich tun kann
# 1				
# 2				
# 3				
# 4				
# 5				

Kirche	Name	Stil	Was ich tun kann
# 1			
# 2			
# 3			
# 4			
# 5			

Du hast nun eine sehr ausführliche Liste über die nächsten Schritte, die du machen kannst, um deine wertvollsten Beziehungen zu vertiefen. Einige von euch denken sich jetzt vielleicht, dass dies eine Menge Arbeit ist. Das stimmt. Wie wir bereits gesagt haben, funktioniert Empfehlungsmarketing nicht von heute auf morgen. Der Aufbau von Beziehungen braucht Zeit, vor allem die Entwicklung hochwertiger Beziehungen – und genau dahin wollen wir dich bringen!

Unser Vorschlag ist, dass du dich auf die wichtigsten vier Verbindungen konzentrierst und die Dinge auf deiner Aufgabenliste so schnell wie möglich erledigst. Die Vertiefung deiner wichtigsten Beziehungen kann dir in kurzer Zeit messbare Ergebnisse bringen. Es wird dir auch am meisten Spaß machen!

Wann immer du das Gefühl habst, dass deine Beziehungen stagnieren oder dir einfach nicht die Art von Ergebnissen bringen, die du früher hattest, komm zu diesem Kapitel zurück und sieh´, wie du geeignete Schritte zur Verbesserung deiner Beziehungen unternehmen kannst.

»

Die Vertiefung deiner besten Beziehungen kann dir in kurzer Zeit messbare Ergebnisse bringen und macht gleichzeitig auch am meisten Spaß!

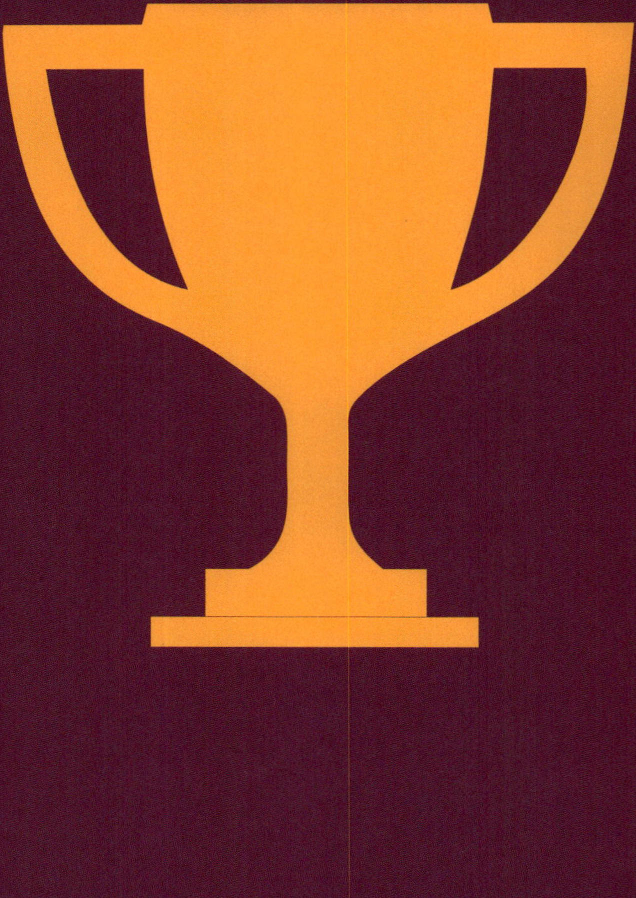

Kapitel 9
Motivation der Verhaltensstile

Motivation: die biologischen, emotionalen, kognitiven oder sozialen Kräfte, die unser Verhalten aktivieren und steuern.

Einfach ausgedrückt, bezeichnet Motivation den Grund, warum du dich so verhältst, wie du dich verhältst.

Warum bist du heute morgen aufgestanden? Warum hast du diese Schuhe angezogen? Warum bist du 70 km/h gefahren obwohl die Geschwindigkeitsbegrenzung 50 km/h war? Warum findest du diese Geschäftsperson attraktiv? Wieso bist du zu dieser Netzwerk-Veranstaltung gegangen? Warum wolltest du mit dieser Person sprechen, dich aber von jener anderen fernhalten?

Es kann schwer sein, Motivation zu verstehen. Auf der einen Seite sind Menschen unglaublich komplex. Auf der anderen Seite kann man sie mit Hilfe der Verhaltensstile leichter verstehen lernen.

Motivation kann vielschichtig sein. Manchmal kannst du auch zeitweilig für eine Tätigkeit Motivation aufbringen. Zum Beispiel magst du vielleicht weder Zahlen noch Buchhaltung, willst aber am Ende des Monats bezahlt werden. Also bist du unter Umständen vorübergehend motiviert, die notwendige Buchhaltung zu machen, damit das Geld auf das Konto kommt.

Aber wenn du an Buchhaltung als Beruf denkst, dann wird dir schlecht. Viele Leute verdienen in diesem Beruf ganz ordentlich, so dass du offensichtlich nicht zugrunde gehen würdest, wenn du diesen Beruf ergreifen müsstest. Aber du bist definitiv nicht motiviert, regelmäßig mit Zahlen zu arbeiten.

Wir wollen nun darüber sprechen, was dich im Innersten bewegt. Diese Art von Motivation kennzeichnet dich ein ganzes Leben lang.

Wenn du Kinder hast, ist dir bestimmt aufgefallen, dass deine Kinder unterschiedlich sind. Hast du bemerkt, was sie motivierte, bevor sie überhaupt sprechen konnten? Wollten sie unabhängig sein oder Dinge in den eigenen Händen halten? Schien es manchmal so, als bräuchten sie dich nicht?

Oder vielleicht hatte dein Kind ein Talent dafür, Dinge auseinanderzunehmen und wieder zusammenzusetzen. Brauchte es 12 Spielsachen, um glücklich zu sein? Oder wollte es einfach nur mit dir zusammen sein? Siehst du, wie dies mit den vier Verhaltensstilen zusammenhängt?

Das unabhängige Kleinkind ist vielleicht ein Go-Getter. Das Kleinkind, das am liebsten alles auseinandernimmt und wieder zusammensetzt, könnte ein Examiner sein. Das Kleinkind, das 12 Dinge zum spielen braucht, weil es sich sonst langweilt, ist vielleicht ein Promoter. Das Kleinkind, das sich nur bei dir sicher fühlt, könnte ein Nurturer sein.

Es lohnt sich aber auch hier, sich zu erinnern, dass wir alle eine Mischung von Stilen in uns haben. Das obige Beispiel ist also nur eine Annäherung. Trotzdem ist es ein guter Ausgangspunkt, von diesen Kategorien auszugehen. So kannst du Menschen mit neuen Augen sehen.

Wie wäre es mit ein paar Geschichten über uns?

Ivan, der Knirps, der schon ein Unternehmer war

Als ich 11 Jahre alt war, verpasste ich eines Tages den Schulbus. Die Schule war nur etwa 3 km weit weg, ich hatte Zeit, und so ging ich zu Fuß.

Auf dem Weg kam ich an einer Tankstelle mit einem kleinen Laden vorbei. Meine Augen wurden magisch durch ein paar wunderschöne Lutscher angezogen – große, rote Lutscher mit Erdbeergeschmack. Sie kosteten nur 25 Pfennig, und so kaufte ich vier oder fünf und ging in die Schule. Ein Freund sah, was ich hatte, und fragte mich, ob er mir einen abkaufen konnte. Klar, sagte ich, für 50 Pfennig. Er kaufte ihn sofort! Ich verkaufte alle Lutscher an diesem Tag, behielt aber einen für mich... und erkannte eine großartige Geschäftsmöglichkeit.

Am nächsten Tag ging ich wieder zu Fuß zur Schule und kaufte diesmal ein Dutzend Lutscher. Ich hatte sie bis zum Ende des Schultages alle verkauft. Ich habe damit am nächsten Tag weitergemacht und am nächsten... fast einen Monat lang, sehr glücklich über meinen Aufschlag und dem Geld, den ich mit meinem Lutscher-Betrieb verdiente.

Dann wurde ich eines Tages in das Büro des Konrektors gerufen. Er fragte mich, ob ich in der Schule Süßigkeiten verkaufen würde. Ich bejahte und fing an, ihm aufgeregt zu erzählen, wie ich mein Geld verdoppelt hatte. Bevor ich allerdings sehr weit kommen konnte, unterbrach er mich und sagte, dass es mir nicht erlaubt war, in der Schule Süßigkeiten zu verkaufen und dass ich hinausflöge, wenn ich so weitermachte!

Ich war schockiert und dachte sofort an die vielen Spendensammler, die ich bis dato in der Schule gesehen hatte und die alle – du ahnst es – Süßigkeiten verkauften. Ich fragte den Konrektor, warum Süßigkeiten in der Schule für Spendenaktionen verkauft werden konnten, aber warum ich das nicht durfte. Seine Antwort war ein kryptisches *„Das ist etwas anderes.“*

Das war meine erste Geschäftserfahrung, und obwohl eine „Regierungsverordnung“ sie nach nur einem Monat abwürgte, war es von Anfang an klar, dass ich ein Go-Getter war.

Tony übernimmt bereits in jungen Jahren die Verantwortung

Als Kind beschäftigte ich mich in der Regel mit Dingen, die mich stundenlang beschäftigten – mit Puzzles, Bauklötzen, Spielshows oder Sport. Ich liebte es, meiner Mutter und meinem Vater die Früchte meiner Arbeit zu zeigen. Typische Merkmale waren bei mir schon früh im Leben zu erkennen.

Ich reagierte selten auf die Annäherungsversuche von Fremden. Meine Mutter sagte, dass ich sie vielmehr ignorierte oder sie ansah, als ob ich dachte: *„Wer ist diese Person und was will sie?"* Schon bald nach den frühen Jahren schien ich mich auf seine eigenen bevorzugten Ergebnisse zu konzentrieren. Von einem frühen Alter ab verlangte ich, dass man mir vor dem Schlafengehen vorlese. Das ging so weit, dass meine Eltern erwogen aus Protest meine Bücher zu verbrennen!

Wenn ich einmal meine Eltern in der Öffentlichkeit aus den Augen verlor, füllten sich meine Augen mit Tränen, aber ich behielt meine Gefühle für mich anstatt zu weinen und suchte aktiv nach dem vermissten Elternteil. Als ich wusste, wie das ging, suchte ich schnell nach Mitarbeitern, Sicherheitsbediensteten oder Polizisten, wenn ich bei der Suche nach dem in die Irre gelaufenen Elternteil Hilfe brauchte.
Tony versuchte auch oft, die Kontrolle einer Situation zu übernehmen, besonders, wenn er sich nicht durchsetzen konnte. Er hielt beispielsweise seine Luft an, bis er ganz blau im Gesicht wurde. Eltern beschreiben Kinder wie den kleinen Tony oft als eigensinnig oder schwierig. Es kann aber überraschende Vorteile bringen, wenn man versteht, dass ein Kind eine fast vollständige Kontrolle über seine Umgebung ausüben möchte.

Kindern wie mir zu erlauben, Autorität über Haustiere, Spielzeug, ihre eigenen Räume oder andere persönliche Aktivitäten zu haben, kann ihr natürliches Bedürfnis nach Kontrolle in positive Bahnen lenken. Andernfalls bringen sie ihre Geschwister mit ihren Erziehungsversuchen auf die Palme. Meine Geschwister beschwerten sich normalerweise mit den Worten: *„Mama, er denkt er ist der Chef, aber das stimmt gar nicht!"*

Im Wettbewerb mit Dawn

Meine Mutter erzählt mir, dass ich als kleines Kind sehr unabhängig, immer in Bewegung, sehr aktiv und extrem neugierig war. Sie erinnert sich auch daran, dass ich ein wenig zu risikofreudig war!

Wenn ich etwas interessant fand, dann habe ich es angesehen oder angefasst, aber anschließend habe ich es beiseite gelegt. Meine Neugier war befriedigt, also brauchte ich es nicht mehr. Ich hatte auch ein Talent dafür, Treppen herauf- und herunterzuklettern. Wo immer es Treppen gab, war ich damit beschäftigt, hoch- und herunter, hoch- und herunterzugehen. Als Kind hielt ich mich den ganzen Tag über draußen auf. Es spielte keine Rolle, ob meine Freundin Susan bei mir war, oder ob ich allein war. Ich war so oder so zufrieden.

Ich erinnere mich, dass eines Nachmittags, als Susan und ich an unserem Teich unsere Zeit damit verbrachten, Kaulquappen zu fangen, es ungeheuer wichtig für mich war, mehr als sie zu fangen. Ich weiß nicht warum. Wir hatten keine Wette oder etwas ähnliches laufen, aber ich musste einfach mehr fangen. Zu anderen Zeiten bauten Susan und ich zwei verschiedene Burgen, schauten, welche davon besser war, und spielten dann für den Rest des Tages in der besseren Burg. Raten Sie mal, wessen Burg normalerweise besser war. Genau. Meine!

Mit Nicolai in der Räuberhöhle

Schon als 6jähriger zeigte sich, dass ich gerne das Sagen hatte und mir beim Spielen oder beim Sport mein Gewinnerteam zusammenstellte. Auch beim Spielen mit meinen Freunden habe ich oft den Ton angegeben. Auch, wenn es mir wichtig war, meine Freunde bei neuen Ideen „mitzunehmen" und gemeinsam etwas zu erreichen, habe ich die Rollen verteilt und die Aufgaben im Team zugewiesen.

Wir haben oft Spiele erfunden und meist habe ich mich dann um das Regelwerk gekümmert. Ich erinnere mich, wie ich, als ich etwa 8 Jahre alt war, in meinem Heimatort im Sumpfgebiet eine Räuberhöhle gebaut habe, alles in Eigenregie organisiert habe und meine Freunde motiviert habe, bestimmte Aufgaben zu übernehmen.

Wir beschafften das Material und besorgten Nägel, Hämmer, Bretter, eine Tür, Planen und konstruierten Decken, Wände und Bereiche, in denen wir uns dann häuslich einrichteten. Ich wollte schon immer etwas Erschaffen und gut erledigen und hatte stets einen Überblick, was es noch brauchte, um ein Projekt ins Ziel zu führen.

Teamarbeit machte und macht mir nach wie vor großen Spaß und wenn es jemanden braucht, der einen guten Überblick über Prozesse behält und dann beherzt Entscheidungen zugunsten des gemeinsamen Erfolgs trifft, bin ich es. Früher und heute.

Frederik steht schon im Kindergarten gerne auf der Bühne

Schon im Kindergarten stehe ich gerne auf der Bühne und im Mittelpunkt. Selbst organisierte Theaterstücke mit selbstgeschriebenen Texten, selbst gebastelten Kostümen und selbst gemalten „Flyern", die ich an meine Kindergartenfreunde verteilte, eigenständig einstudierte Zaubershows aus meinem Zauberkasten, damit verbrachte ich meine Kindheit.

Auch später stand ich gerne auf der Bühne und im Mittelpunkt, trat 10 Jahre als Zauberkünstler auf, später in der Theater-AG meiner Schule, die mich sehr prägte. Tatsächlich bin ich ohne den „Schutz" der Bühne und der Show im Umgang mit Fremden oft eher schüchtern und zurückhaltend, die Bühne gibt mir den Raum, mich zu zeigen und Menschen zu inspirieren.

Witzig ist das insbesondere, da ich nun eine große Netzwerkorganisation leite... Von Dawn durfte ich lernen, dass ich „situativ extrovertiert" bin, eine Bezeichnung, die mir gut gefällt. Also: Ich liebe es, als Speaker, Trainer, Schauspieler auf der Bühne zu sein, privat muss ich aber nicht immer im Mittelpunkt stehen und habe auch gerne mal meine Ruhe...

Wenn man sich betrachtet, wer wir heute sind, sieht du die Relevanz dieser „Kindheitsgeschichten"? Egal wie alt du bist: Motivation bleibt Motivation!

Motivation und Stil

Lass uns als nächstes die Motivationen der Stile besprechen. Keine Angst, wir werden uns weiterhin auf dein Empfehlungsmarketing konzentrieren. Obwohl diese Strategien auch in deinem Privatleben angewendet werden können, stammen die meisten Beispiele aus der Geschäftswelt. Wir wollen unserem zentralen Anliegen treu bleiben, dir zu zeigen, wie dein Verhaltensstil sich auf deine Empfehlbarkeit auswirkt!

Go-Getter sind motiviert, wenn sie...

- Recht behalten.
- das Sagen haben.
- einen guten Eindruck machen.
- gewinnen.
- der oder die Beste sind.
- Prestige haben oder jemandem mit Prestige begegnen.
- Resultate erzielen.

Promoter sind motiviert, wenn sie...

- Spaß haben.
- frei sind.
- neue Leute kennenlernen.
- Anerkennung erhalten.
- Leute miteinander vernetzen.
- berühmt werden.
- Wissen erlernen oder weitergeben können.
- Fortschritte machen.

Nurturer sind motiviert, wenn sie...

- anderen helfen können.
- Qualitätsbeziehungen aufbauen können.
- involviert sind.
- dafür sorgen können, dass andere Leute sich wohlfühlen.
- wertgeschätzt werden.

Examiner sind motiviert, wenn sie...

- an Prozessen arbeiten können.
- Information erhalten oder bearbeiten.
- an Systemen arbeiten können.
- ihrem Perfektionismus freien Lauf lassen können.

Lass uns nun näher in Augenschein nehmen, wie diese Eigenschaften in der Welt des Business-Netzwerkens aussehen.

Wir werden dir nun eine zufällige Auswahl von Aussagen vorstellen. Schreibe bitte auf, welcher Stil zu welcher Aussage passt. Du findest die Antworten auf der nächsten Seite.

Go-Getter: blättere nicht direkt weiter, nur um die richtigen Antworten geben zu können. Examiner: es ist wirklich okay, wenn du die Aufgabe nicht perfekt löst. Promoter: es wäre natürlich leichter, weiterzublättern, aber wir haben das wirklich total einfach gemacht – du kannst das! Und Nurturer: wäre es nicht schön, herauszufinden, wie jemand tickt, der diese Sätze sagt? Du kannst ihm noch besser als bisher helfen. Sicher wäre es das!

Aussage	**Stil**
1. „Wenn alle anderen hingehen, gehe ich auch."	____________________
2. „Was ist auf der Tagesordnung?"	____________________
3. „Oh, es wäre mir ein Vergnügen, mich für Dich darum zu kümmern."	____________________
4. „Wenn das die größte Veranstaltung ist, dann muss ich mit von der Partie sein!"	____________________
5. „Das übernehme ich."	____________________
6. „Können wir eine Struktur entwerfen?"	____________________
7. „Es hat mir wirklich Spaß gemacht, mit Ihnen zu sprechen!"	____________________

Aussage	**Stil**
7. „Der nächste Schritt für uns sollte sein, unsere Unternehmen genau zu verstehen.“	______________
8. „Ich muss mehr über Ihr Geschäft wissen, damit ich Sie besser weiterempfehlen kann.“	______________
9. „Könnten wir mal zusammen einen Kaffee trinken und uns unterhalten – auch über unsere Geschäfte?“	______________
10. „Ich hatte gehofft, dass wir irgendwann ein bisschen Zeit miteinander verbringen könnten, damit ich Sie und Ihr Unternehmen richtig kennenlernen kann. Wäre das für Sie in Ordnung?	______________

Hier ist eine Fangfrage...
Achte darauf, wie du antwortest!

11. „Wie viele Menschen werden dort sein?“	______________

Wir haben mit Aussagen mit einer spezifischen Wortwahl begonnen, um dir dabei zu helfen, zu erkennen, welcher Stil welche Aussage machen würde. Aber dieser letzte Satz ist aus gutem Grund vieldeutig.

Die Frage selbst ist ziemlich einfach.

Sie wäre relativ einfach direkt zu beantworten. Du könntest dich aber auch fragen, WARUM diese Frage gestellt wurde. Warum will dein Gegenüber das wohl wissen?

Es kann sein, dass du vier verschiedene Antworten erhältst, wie zum Beispiel:

1 „Nun ja, ich komme besser in kleinen Gruppen klar. Große Gruppen verschwenden nur Zeit. Ich möchte eigentlich nur ein paar Leute kennenlernen und dann gehen." Das wäre vermutlich ein Examiner.

2 „Ich habe mich gefragt, ob ich noch ein paar andere Leute mitbringen könnte. Wir sind eine kleine Gruppe, die gern zusammen zu Veranstaltungen geht – das macht so viel mehr Spaß!" Vielleicht sprechen Sie gerade mit einem Promoter.

3 „Wenn es groß genug ist, werde ich wahrscheinlich kommen, aber wenn nicht, ist es meine Zeit nicht wert." Kurz und direkt. Ihr Gegenüber ist vielleicht ein Go-Getter.

4 „Ich habe mich nur gefragt, ob ich ihnen vielleicht helfen kann und ob meine Freunde auch da sind, so dass ich auch etwas Zeit mit ihnen verbringen kann." Das ist ein Nurturer.

Siehst du, wie du eine klärende Frage stellen kannst, um festzustellen, wie jemand motiviert ist? Und dies ist nur ein ganz einfaches Beispiel. Fallen dir nun die Unterschiede in der Wortwahl der Stile auf? Es lohnt sich wirklich, genau hinzuhören, weil die Wortwahl dir viele Hinweise auf den Verhaltensstil gibt.

Nun da du mehr darüber weißt, wie die Stile motiviert sind, MÜSSEN wir eine sehr deutliche Warnung aussprechen: Wenn du die Strategien in diesem Abschnitt über Motivation missbrauchst, wenn du sie verwendest, um Menschen zu verletzen oder sie zu benutzen, sei gewarnt: so etwas wird dich später verfolgen. Wir haben mitangesehen, wie dieses Material aus den falschen Gründen verwendet wurde, und wir können dir versprechen, dass die Leute, die andere manipuliert haben, dafür teuer bezahlt haben.

Wenn wir verstehen, wie Menschen motiviert sind, können wir...

- leichter mit ihnen zusammenarbeiten.
- uns der Situationen bewusst sein, die bei der Arbeit mit ihnen auftreten können.
- Projekte oder Pläne einfach erklären.
- erkennen, wenn unsere Arbeitsbeziehung eingeschlafen ist und die anderen möglicherweise auf die richtige Weise wieder motivieren.

Wäre das nicht sehr hilfreich für dich, wenn du deine Empfehlungsbeziehungen vertiefen willst?

Wie du siehst, kann ein Einblick in die Motivation eines anderen dir bei dem Aufbau einer Beziehung wichtige Einsichten vermitteln.

Wenn du jetzt noch in der Lage bist, mit ihnen in ihrer Sprache zu sprechen, dann hast du es geschafft!

In Kapitel 10 zeigen wir dir, wie du von der Motivation der Stile ausgehend ihre Sprache sprechen lernen kannst. Ja, das bedeutet, vier neue Sprachen zu lernen.

Trotzdem kann das jeder!

Go-Getter: Bist du bereit?

Examiner: Klingt das nach dem perfekten nächsten Schritt?

Nurturer: Denkst du, dass dir das helfen würde?

Promoter: Wie cool wird das wohl sein?

Lösungen für die Aussagen auf der Seite vorher. Bei einigen Aussagen hängt es sicher von Kontext und Tonfall ab, hier ein paar Möglichkeiten für eine gute Vorannahme:

Go-Getter: 4 und 5
Promoter: 1, (4), 7, 10
Examiner: 2, 6, 8, 9
Nurturer: 3, 9, 10, 11

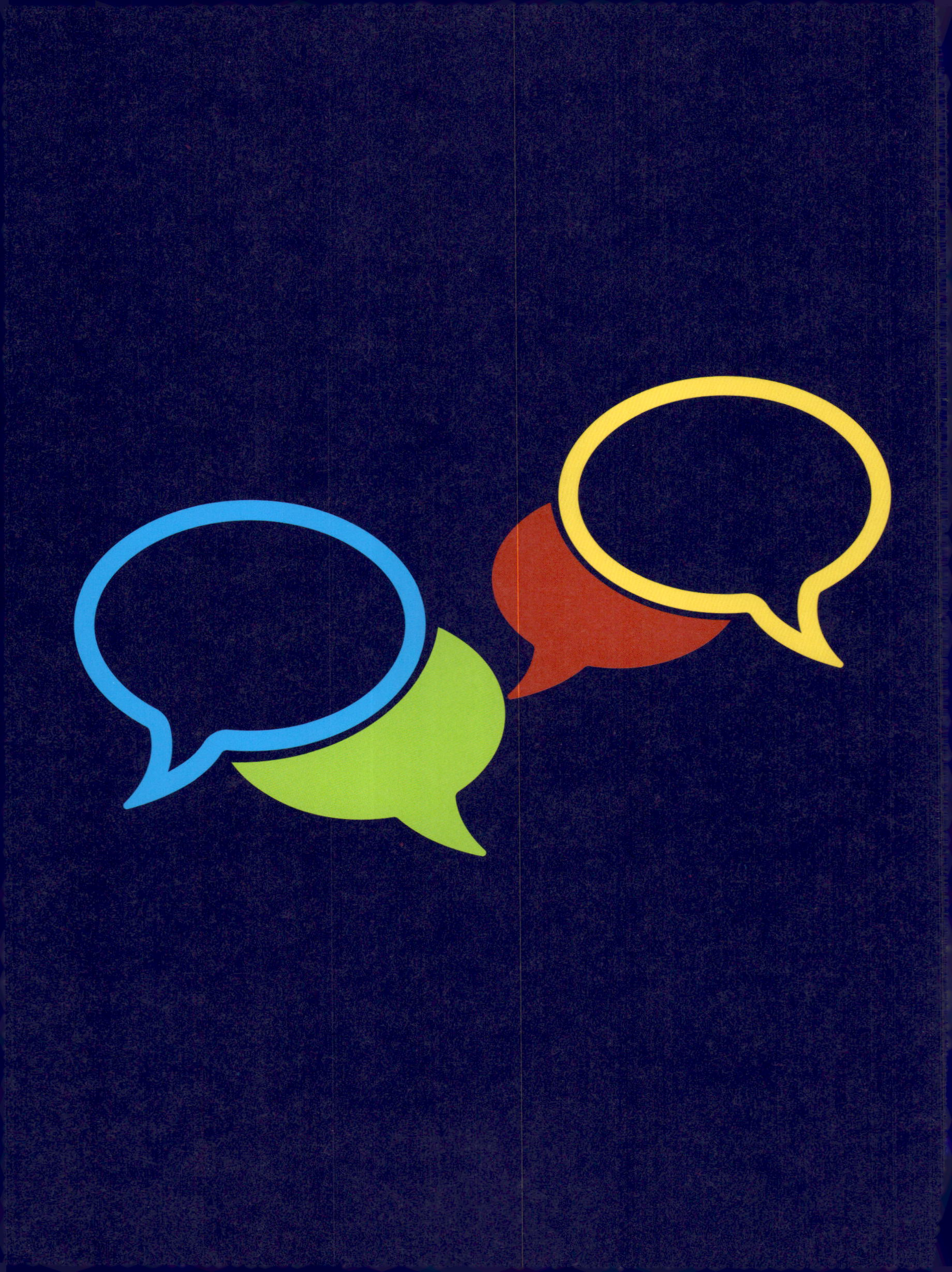

Kapitel 10
Die Sprachen aller vier Verhaltensstile lernen

Ein grundlegender Aspekt beim Aufbau von Beziehungen ist die Sprache. Fremdsprachen können beispielsweise Menschen ein- oder ausschließen. Wenn du ins Ausland reist und die dortige Muttersprache nicht sprichst, kann es schwierig sein, deiner Meinung Ausdruck zu verleihen. Wenn du keine oder wenig Sprachkenntnisse hast und dich mit Muttersprachlern unterhältst, bist du darauf angewiesen, zu warten, bis dir jemand erklärt, was gerade gesagt wurde.

Wenn du mit den unterschiedlichen Verhaltensstilen arbeitest, ist das ähnlich. Du schließt Menschen in Gespräche ein, wenn du ihre Sprache sprichst, und du schließt sie aus, wenn du es nicht tust. Naja, du schließt sie vielleicht nicht völlig aus, aber ein solches Verhalten kommt bestimmt nicht gut an. Stimmst du zu?

Hoffentlich verstehst du, was wir meinen, weil wir das wirklich ständig beobachten. Wenn wir uns nur die Zeit nehmen würden, die Sprache der anderen Person zu erlernen und zu verwenden, dann wären Begegnungen zwischen Menschen viel besser.

Wir sind der festen Überzeugung, dass du, wenn du dich als Experte für Verhaltensstile betrachten willst, die vier verschiedenen Sprachstile beherrschen solltest.

Das ist übrigens keineswegs so schwierig wie das Erlernen einer Fremdsprache. Wir arbeiten hier hauptsächlich mit deiner Wortwahl, deinem Tempo und Ton. Klingt einfach, nicht wahr?

Das Schwierigste daran ist, sich regelmäßig bewusst dafür zu entscheiden, eine andere Sprache zu sprechen. Wenn wir Leuten vorschlagen, in anderen Sprachstilen zu sprechen, lassen wir sie zunächst über ihre Absichten nachdenken. Die Intention ist sehr wichtig.

Wenn es deine Absicht ist, Menschen zu manipulieren, dann wirst du das vermutlich tun. Wenn du jedoch die Absicht hast, eine angenehmere Erfahrung zu machen und dafür zu sorgen, dass andere sich auch wohl fühlen, dann kannst du das auch erreichen. Wir wünschen uns, dass du dich für Letzteres entscheidest!

Du kannst dir vorstellen, dass deine Empfehlbarkeit in die Höhe schnellt, wenn du vier verschiedene Sprachen sprechen kannst. Die Welt steht dir dann offen. In Kapitel 12 besprechen wir, wie wichtig breit angelegte Netzwerke sind. Und ja, einer der Zweige wird sich mit Verhaltensstilen befassen. Wenn du diese vier Sprachen ungezwungen, kompetent, flüssig und mit Begeisterung verwenden kannst, wird sich dein Umgang mit deinem Netzwerk völlig verändern.

„Als Senior Director Consultant in der San Francisco Bay Area fand ich das Verhaltensstil-Programm immens wertvoll. Wir arbeiten mit einem Team von über 50 freiwillig tätigen Unternehmern, die 2300 Geschäftsleute unterstützen. Wissen über Verhaltensstile war entscheidend dafür, das Team zusammenzuschweißen, mit allen Mitgliedern zusammenzuarbeiten und sie in ihrer Arbeit zu unterstützen.
Noch wichtiger ist die Tatsache, dass ich ein viel größeres Bewusstsein dafür habe, a) was abläuft, wenn ich mich mit jemandem nicht auf Anhieb verstehe, und wie ich mich entsprechend anpasse und b) was ich tun muss, wenn eine Geschäftsbeziehung nicht mehr funktioniert, und wie ich sie rasch wieder produktiv machen kann.
Als Marketing-Trainer und -Coach verwende ich dieses Material jeden Tag!“
Trey McAlister | BNI San Francisco Bay Senior Director Consultant
www.bnisfbay.com

Hier ist eine kurze Frage: Hast du bemerkt, wie der letzte Satz formuliert war? Erkennst du die vier unterschiedlichen Worte, die jeweils einen der vier Stile ansprechen?

Ungezwungen	Nurturer
Kompetent	Examiner
Flüssig	Go-Getter (erlaubt dir, einen guten Eindruck zu machen)
mit Begeisterung	Promoter

Wir verwenden diese Ausdrucksweise im gesamten Buch: halte danach Ausschau! Es ist erstaunlich einfach, so zu schreiben und zu sprechen, wenn man erst einmal die Sprachen fließend beherrscht.

Eine letzte Sache noch, bevor wir dir spezifische Worte und Formulierungen vorstellen, die du in Unterhaltungen mit den vier verschiedenen Verhaltensstilen einstreuen kannst. In Kapitel 14 werden wir näher ausführen, wie man sich an andere Stile anpassen kann, ohne sich dabei zu „verfälschen." Denn das ist definitiv ein Anliegen von Nurturern. Wir verstehen das. Um es noch einmal zu sagen: Von zentraler Bedeutung ist deine Absicht, mit der du die Stile ansprichst.

Du vermittelst kein „falsches" Bild von dir, wenn du Worte verwendest, die dafür sorgen, dass andere sich bei dir wohlfühlen – es ist ein Zeichen von Respekt!
Trey McAlister | BNI San Francisco Bay Senior Director Consultant | www.bnisfbay.com

Aufgrund deines Wissens über die anderen Stile kannst du jemandem auf eine angenehmere Art begegnen. Eine der wichtigsten Fragen, die uns gestellt wird, ist: „Wie kommt das bei anderen Stilen an, wenn das, was aus meinem Mund herauskommt, mir so fremd klingt?"

Ist es nicht so, dass einem alle Sprachen „fremd" oder komisch erscheinen, bevor man etwas Übung hat, sie zu sprechen? Wenn du jetzt nach Spanien fahren würdest und bereits Spanisch sprechen könntest, würdest du sofort losreden. Aber wenn du die Sprache nicht fließend sprichst, würdest du dich vermutlich ein wenig unbehaglich fühlen.

Warum bemühen wir uns in Spanien, Spanisch zu sprechen? Weil es für Muttersprachler dort einfacher ist, dich zu verstehen. Du „verstellst" dich nicht, wenn du eine Fremdsprache sprichst. Also tust du das auch nicht, wenn du dich dem Sprachstil anderer anpasst – es ist ein Zeichen von Respekt.

Vier Sprachen – vier Stile

Im Folgenden findest du eine alphabetische Liste von Worten oder Formulierungen, die den entsprechenden Stilen überwiegend bestimmt gefallen werden. Streue diese Worte und Formulierungen in das Gespräch mit den unterschiedlichen Stilen ein.

Go-Getter

aktualisieren, Begeisterung, delegieren, DER Beste, DIE Beste, die Verantwortung übernehmen, Dinge erledigen, Dinge verwirklichen, durchsetzungsfähig, erledigt, erreichen, erstklassig, erzielen, exklusiv, Führungsperson, geradlinig, gewinnen, im Wettbewerb sein, Ja - ich habe verstanden, Jet-Set, Know-How, leiten, managen, Möglichkeit, mutig, produktiv, Profit, qualifiziert, Qualität, Resultate, Selbstvertrauen, sich ins Zeug legen, standhaft, stark, ultimativ, unabhängig, unerschrocken, unternehmerisch, was kommt als nächstes, wertvoll, wichtig, zielorientiert.

Promoter

Abenteuer, außerordentlich, einfach, einzigartig, Energie, außergewöhnlich, fantastisch, großartig, Hoffnung, inspirierend, Ja! (begleitet von einem strahlenden Lachen), köstlich, kreativ, Lebensfreude, lebenslustig, leicht, Liebe, motivierend, neu, OMG, optimistisch, plaudern, populär, sagenhaft, schnell, Spaß, sprechen, suuuuuper, Talent, geil, total super, total [fast alle positiven Adjektive passen hier], „Läuft bei Dir", unglaublich, Versuchungen, Vision, Witz, Wunsch.

Nurturer

angenehm, ansprechbar, aufrichtig, ausgewogen, authentisch, besondere Sorgfalt, bodenständig, dankbar, das Richtige tun, dezent, Einblick, Einheit, erreichen, fair, freigiebig, freundlich, Frieden, friedvoll, fröhlich, geduldig, gemeinsam, glaubwürdig, gutherzig, Hilfe, hilfsbereit, Ja - ich möchte helfen, Loyalität, mit anderen, miteinander, nachdenklich, natürlich, nett, nützlich, offen, ruhig, sinnvoll, stetig, vergnüglich, vernünftig, verstehen, wahrhaftig, warm, warmherzig, weitergeben, Wert, Zen, zusammen, zuverlässig.

Examiner

analysieren, Aufstellung, Berechnung, beurteilen, bewusst, Detail, die Standards einhalten, effektiv, effizient, ergibt das Sinn?, Erwartung, Fakten, Frage, Garantie, Gründlichkeit, historische Daten, Information, Ja - ich glaube das stimmt, konsistent, messen, notwendig, Null, praktisch, Reihenfolge, reserviert, schrittweise, sparsam, Struktur, Systeme, validieren, Vollendung, vorhersehbar, wachsam. weil, Wissen, Zeit, Zeitplan.

Wirst du in der Lage sein, dir all diese (und ähnliche) Worte zu merken, sie immer vor dem geistigen Auge zu haben, und sie alle in jedem Gespräch mit jedem Stil zu verwenden? Wahrscheinlich nicht.

So spricht Dawn mit den verschiedenen Stilen

„Wenn ich zu einer großen Gruppe von Menschen spreche, achte ich immer darauf, die Sprachen aller Stile in meine Präsentation zu integrieren – besonders zu Beginn – um alle einzubeziehen. Meine vier Lieblingsworte sind: Ergebnisse, Spaß, helfen und effektiv.

Mein erster Satz kann einfach so aussehen:
„Wenn ich Ihnen dabei helfen kann, bessere Ergebnisse zu erzielen, effektiver zu sein, anderen Leuten zu helfen und mehr Spaß in Ihrem Leben zu haben, würde die heutige Präsentation sich für Sie lohnen?"

Ein anderes Beispiel wäre:

„Mein heutiges Ziel ist es, mit Ihnen ein paar spezifische Empfehlungsmarketing-Tipps zu besprechen, die einfach, leicht implementierbar und unterhaltsam sind.
Ich biete Ihnen eine Möglichkeit, anderen in Ihrem Netzwerk zu helfen und sicherzustellen, dass Sie bessere Empfehlungsergebnisse erzielen!"

Such dir einfach ein paar Worte und Formulierungen aus und verwende diese häufig. Genau wie bei einer fremden Sprache wird es leichter, je mehr du übst.

Siehst du, wie ich in jedem Beispiel alle vier Stile angesprochen habe? Wenn du es erst einmal intensiv geübt hast, wird es in Fleisch und Blut übergehen! Heutzutage denke ich nicht mehr darüber nach: ich bin auf der Stufe der unbewussten Kompetenz. Ein kurzer Tipp für dich: Spricht deine Website alle vier Stile an? Das wäre etwas, worüber du vielleicht nachdenken solltest.

Tipp Spricht deine Website alle vier Stile an?

Jetzt kennst du eine Reihe von Worten, die bei den verschiedenen Stilen einsetzbar sind. Aber was ist mit „unpassenden" Worten? Ja, diese gibt es. Hier ist eine kurze Liste der schlimmsten Worte:

Go-Getter hassen alles, was sie in einem schlechten Licht erscheinen lässt, besonders vor anderen, wie zum Beispiel …

- Du irrst dich.
- Ich wette, du kannst das nicht.
- Du bist nicht gut genug, um X zu tun.
- Du kannst nicht damit umgehen.
- Das schaffst du nie.

Promoter laufen von allen negativen Dingen davon, wie zum Beispiel …

- Es ist ein lausiger Tag.
- Den ganzen Weg über Stau.
- Ich hasse dieses Wetter.
- Die Geschäfte laufen miserabel.
- Ich hasse meinen Job.
- Du kannst nicht kommen.
- Du warst nicht eingeladen.
- Man will dich hier nicht.

Nurturer mögen Veränderungen oder Konfrontationen überhaupt nicht. Sie können es auch nur schwer ertragen, wenn sie sehen, wie andere gerügt, beschimpft oder einfach nur öffentlich niedergemacht werden. Zum Beispiel …

- Wir müssen das jetzt ändern!
- Wir brauchen deine Hilfe nicht.
- Wir brauchen dich nicht.
- Du bist zu empfindlich.
- Hast du gesehen, wie XYZ … (und dann wird über Dritte in Anwesenheit eines Nurturers gelästert...)

Examiner ärgern sich über Kritik und zu viele emotional aufgeladene Situationen, besonders wenn es um geschäftliche Entscheidungen geht.

- So geht das nicht.
- Du hast einen Fehler gemacht.
- Diese Arbeit ist unterdurchschnittlich.
- Meine Gefühle sind wichtig – hör mir zu …
- Ich MUSS dir jetzt mal was erzählen … (und dann ewig nicht zum Punkt kommen...)

Eine schnelle Übung zur Verwendung motivierender Worte

Natürlich wollen wir, dass du dich auf das Positive konzentrieren und Menschen so behandelst, wie sie behandelt werden wollen. Lass uns also eine kurze Übung machen. Schreib dir hier unter jedem Verhaltensstil zwei Namen von Personen auf, die du aus deinem Netzwerk kennst. Schreib dann auf, wann du sie wiedersehen wirst. Ein Datum genügt. Und danach: überleg dir ein oder zwei Sätze, die du zu ihnen sagen könntest, die sich hundertprozentig auf dein Gegenüber beziehen, und über die es sich freuen würde?

	Name	Stil	Datum	Satz
# **1**		Go-Getter		

	Name	Stil	Datum	Satz
# **2**		Go-Getter		

	Name	Stil	Datum	Satz
# **3**		Promoter		

	Name	Stil	Datum	Satz
# **4**		Promoter		

	Name	Stil	Datum	Satz
# **5**		Nurturer		
# **6**		Nurturer		
# **7**		Examiner		
# **8**		Examiner		

Es kann sein, dass diese Worte dir ein wenig komisch vorkommen, wenn dein Gegenüber einen anderen Stil hat als du. Aber die Worte sind schließlich nicht an dich gerichtet. Dein Gegenüber wird es genießen, so angesprochen zu werden. Es liegt in deiner Hand: Du könnest dafür sorgen, dass andere sich im Gespräch mit dir wohlfühlen.

Dawns Geschichte | Rollenspiel

Ich war in England und leitete dort ein Raum voller Empfehlungen® -Seminar mit etwa 65 Personen. Da war dieser eine Go-Getter. Nennen wir ihn Mark. Ich sagte gerade, dass es bei Promotern völlig in Ordnung ist, wenn man informeller mit ihnen spricht. Ich bat dann einen Promoter nach vorne, nennen wir ihn Paul, um in einem Rollenspiel zu demonstrieren, wie ein Networking-Gespräch ablaufen kann.

Es ging etwa so:

„Hallo, ich bin Dawn. Wie geht's?"

Paul antwortet: „Mir geht's gut. Ich bin Paul."

„Schön, Sie kennenzulernen, Paul. Was machen Sie denn beruflich?"

„Ich bin ein Fotograf und ich liebe meinen Job!"

„Ja, das hört man an Ihrer Stimme. Was lieben Sie an Ihrer Arbeit, Paul?"

„Ich finde die Menschen toll und die Ereignisse, wie zum Beispiel Hochzeiten, und Babys, die ich fotografieren kann, und ich liebe es besonders, wenn die Menschen glücklich sind!"

„Wirklich? Von der Seite habe ich das noch nie gesehen. Sie müssen jeden Tag aufwachen und es gar nicht erwarten können, mit allen ihren wunderbar glücklichen Kunden zu arbeiten!"

„Ganz genau. Ich habe den besten Job der Welt!"

Erinnerst du dich noch an Mark, den Go-Getter? Als das Rollenspiel zu Ende war, ließ ich meinen Blick durch den Raum schweifen und sah wie er sein Gesicht verzog. Er stand auf und sagte: *„Ich könnte unter keinen Umständen so mit jemandem sprechen. Das ist doch total lächerlich!"*

Du erinnerst dich ebenfalls, dass ich auch eine Go-Getterin bin. Was Mark gerade zu mir sagte, war: *„Sie haben das falsch gemacht."* Nun, ich kenne mich mit Verhaltensstilen aus. Ich war mir bewusst, dass ich eine Wahl hatte. Ich hätte mich direkt auf eine Konfrontation einlassen und ihn vor allen anderen blamieren können.

Alternativ konnte ich die anderen Promoter bitten, ihm zu sagen, wie das Gespräch für sie geklungen hatte. Ich tat letzteres.

Als Seminarleiterin sollte man nie mit dem Publikum streiten, schon gar nicht mit Go-Gettern! Ich bat also die Promoter, ihre Hand zu heben, wenn sie den Dialog hundertprozentig in Ordnung fanden. Alle hoben ihre Hand. Anschließend bat ich sie, ihre Hand oben zu lassen, falls sie einen guten Eindruck von mir gewonnen hätten und sich in der Situation selbst gerne weiter mit mir unterhalten würden. Sie sind mir schon einen Schritt voraus: alle behielten ihre Hand oben.

Mark setzte sich schweigend wieder hin und ich sagte zu ihm: *„Mark, ich verstehe Sie vollkommen, und* ***Sie haben recht.*** *Das klang jetzt komisch und peinlich für Sie, aber meine Worte waren an die Promoter gerichtet. Sehen Sie ein, dass Sie schneller und einfacher Beziehungen aufbauen können und bessere Resultate erzielen können, FALLS Sie sich entscheiden, so zu sprechen wie Ihr Gegenüber? Kann es sein, dass vielen von uns Go-Gettern ausgezeichnete Chancen entgangen sind, weil wir Leute mit unserer Art zu reden vor den Kopf gestoßen haben? Möchten die Go-Getter hier einige dieser Chancen wieder zurückbekommen?"*

Alle Go-Getter hoben ihre Hand, Mark eingeschlossen.

Nebenbei bemerkt: wieso erschien „*Sie haben recht*" oben fett gedruckt? Es kann Go-Getter sofort beruhigen, wenn man Ihnen sagt, dass sie recht haben. Wenn ich gesagt hätte: „*Sie haben unrecht. Promoter möchten so angesprochen werden*" und weitergemacht hätte, hätte er mir nicht weiter zugehört.

Frederiks Beispiel: Wie Ungeduld Augen öffnen kann.

In Wiesbaden führten wir vor einiger Zeit ebenfalls ein Seminar „Raum voller Empfehlungen®" durch. Ich nahm mir gerade Zeit, mich mit den Nurturern zu unterhalten und über ihre Kommunikation zu sprechen.

Ich senkte meine Stimme etwas, verlangsamte meinen Tonfall und sprach in ruhigem Tonfall so, dass ich mit den Nurturern in Resonanz ging. In der anderen Ecke des Raumes war ein wildes Schnauben zu hören, das ich zunächst ignorierte.

Das Schnauben wurde allerdings heftiger und ich sah einen Go-Getter, der fast auf seinem Stuhl kollabierte. „Ey, mach mal hin. Dir kann man ja jetzt beim Reden die Schuhe besohlen, das ist ja mal mega langweilig. Komm´ zur Sache, sonst krieg´ ich `ne Krise". Ich drehte mich um und sagte „Stimmt. Danke für deine Offenheit.

Das ist so wichtig, dass du das jetzt sagst. Wem im Raum war es ebenfalls zu langsam und zu ruhig?" Die Go-Getter und Promoter hoben die Hand. Ich sagte „Danke, dass du das aussprichst, was einige im Raum denken." Dann wandte ich mich wieder zu den Nurturern und fragte sie, wie sie das Sprechtempo, den Tonfall und meine Sprache empfunden haben.

Alle Nurturer waren sich einig: „Du hast uns perfekt abgeholt und gut erreicht. Wir konnten dir folgen und waren voll auf einer Wellenlänge". Ich wandte mich an „meine" Go-Getter und Promoter: „Wenn euch das Tempo zu langsam erscheint, ist es gerade recht für die Nurturer. Überlegt einmal, wie oft ihr diese vielleicht überrollt habt mit eurer Energie und Entschlossenheit.

Nurturer mögen es gerne, wenn ihr 2,3 Gänge zurückschaltet". Die Nurturer nickten und die Go-Getter und Promoter hatten verstanden. Ich brauche nicht zu erwähnen, dass die Nurturer, während ich mit Go-Gettern und Promotern spreche, das Gefühl haben, dass ich viel zu schnell spreche. Nur: Die Nurturer können das akzeptieren und sind in der Regel zu höflich, sofort zu intervenieren. Die Go-Getter machen sich schnell Luft.

Wir sind nun eine Reihe von guten und unpassenden Wörtern durchgegangen. Jetzt liegt es an dir, ob du dich dafür entscheidest, die richtige Sprache für die richtige Person zu verwenden, um bei ihnen einen positiven Eindruck zu hinterlassen.

»

Als Strategieberaterin habe ich mit unterschiedlichen Klientinnen und Klienten zu tun. Nach der Schulung ‚Ein Raum voller Empfehlungen' mit Frederik habe ich erneut verstanden, wie ich mit Kunden und Netzwerkpartnerinnen noch besser kommuniziere. Für mich ist es sehr wichtig und hilfreich, mich auf unterschiedliche Menschen und Situationen einzulassen, auf meine Kundinnen, deren Mitarbeiter und meine Kolleginnen und Kollegen aus meinen Netzwerken.

Annette Lipfert, „Wild Chapter", Strategieberaterin aus Wiesbaden und
BNI-Gebietsdirektorin in der Region Wiesbaden/Mainz

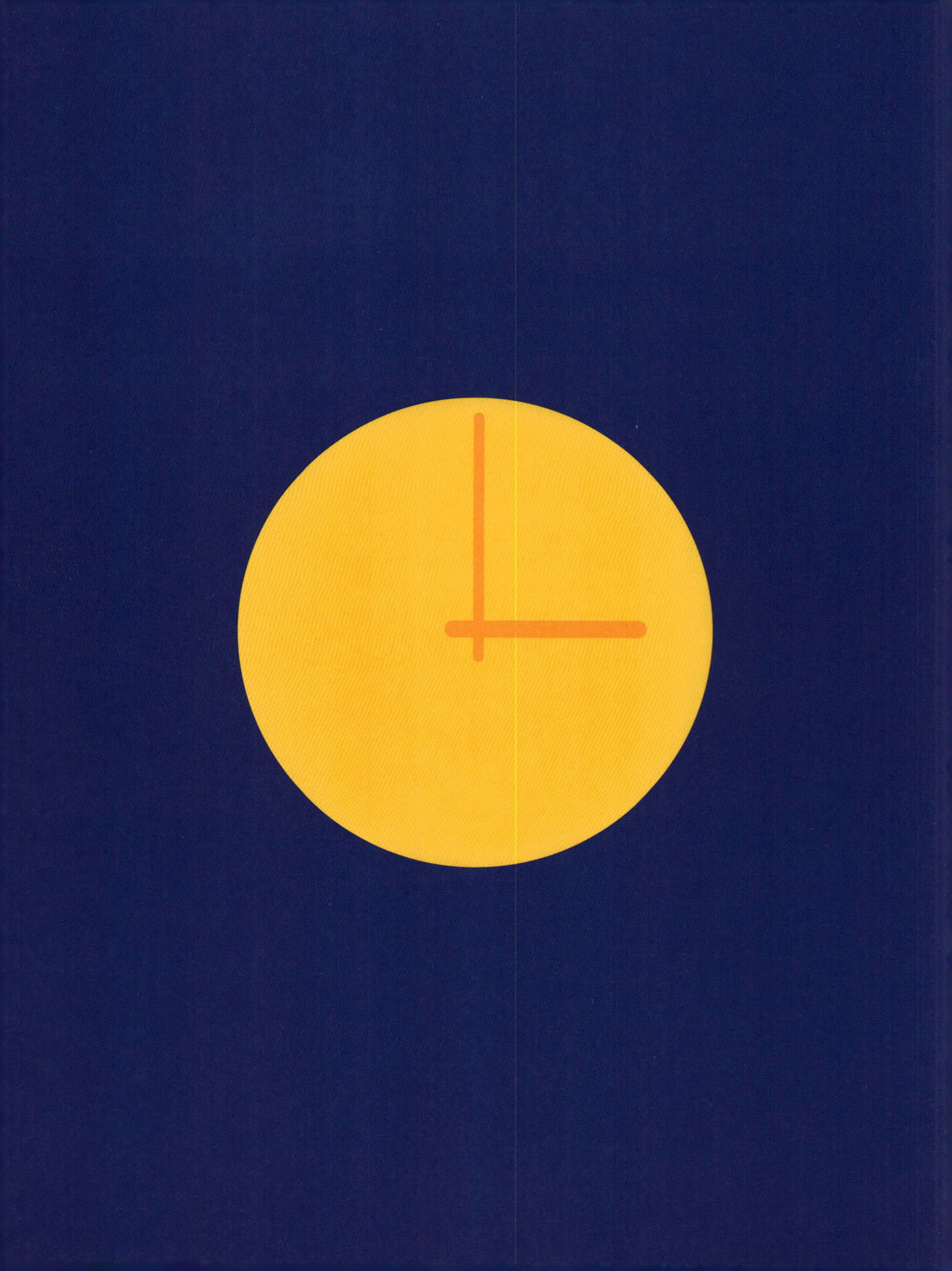

Kapitel 11

Wie man mit Menschen ihrem Stil gemäß Termine ausmacht

Jetzt möchten wir dir einen strukturierten Leitfaden an die Hand geben, mit dem du bei Netzwerk-Veranstaltungen Termine vereinbaren kannst. Mit dieser Methode sparst du Zeit, du sorgst dafür, dass sich andere wohlfühlen, du erzielst bessere Resultate und es wird super-einfach für dich sein.

Bei einer Netzwerk-Veranstaltung lernt man Menschen notwendigerweise nur oberflächlich kennen, insbesondere, wenn man einer Person zum ersten Mal begegnet. Daher ist das Wissen, wie man weitere Termine mit interessanten Leuten macht, um dann die Beziehung zu vertiefen, ein wichtiger Aspekt erfolgreichen Netzwerkens. Wenn du versuchen würdest, alle Menschen, denen du begegnet bist, wiederzutreffen, würdest du eine Menge Zeit verschwenden.

Du könntest bei einer neuen Bekanntschaft einen großartigen Eindruck hinterlassen, wenn du dich beim Ausmachen eines geschäftlichen Folgetermins nach ihrem Verhaltensstil richtest. Die Wahrscheinlichkeit, den Termin zu bekommen, ist dadurch ungleich größer. Einen Termin je nach Stil auszumachen verlangt ein gewisses Geschick, da jeder Stil unterschiedliche Vorgehensweisen und ein spezifisches Vokabular mag. In diesem Abschnitt spielt auch die Intention eine große Rolle. Du musst ehrlich sein, klare Erwartungen stellen, Grenzen setzen und natürlich höflich sein.

Unser Vorschlag ist, beim Netzwerken immer „zuerst zu geben" (mehr dazu auch im Buch „Der Empfehlungsmagnet" von Frederik Malsy, zu finden unter www.empfehlungsmagnet.com). Das bedeutet, dass du zuerst jemand anderem anbietest, ihm auf irgendeine Weise zu helfen. Alle Stile können Hilfe brauchen, selbst wenn sie es nicht zugeben wollen. (Hey, Go-Getter, ich meine euch!)

Es gibt da ein GROßES Puzzleteil, von dem wir bisher noch nicht gesprochen haben. Bisher sind wir noch bei keiner Netzwerk-Veranstaltung gewesen, wo jeder mit einem Namensschild herumgelaufen ist, auf dem stand „Ich bin ein Nurturer, bitte behandeln Sie mich entsprechend". Lass uns kurz rekapitulieren, welche Werkzeuge wir dir schon an die Hand gegeben haben, um die vier Verhaltensstile beim Netzwerken zu identifizieren.

Werkzeuge zur Identifikation von Verhaltensstilen

- Die Gegensätze
  schneller/langsamer und menschenorientiert/aufgabenorientiert verstehen.
- Die Top 13-Liste — Seite 29
- Die Liste der Merkmale jedes Stils — Seite 79
- Die Liste der Stärken und Schwächen — Seite 105
- Die Liste der guten Worte — Seite 160

Jetzt bist du gut ausgerüstet, um damit zu beginnen, die Stile anderer Menschen zu identifizieren. Versuch es einfach! Vermutlich wirst du zunächst raten, aber es wird mit der Zeit leichter.

Beginnen wir mit den

Go-Gettern

- Sei direkt.
- Frag zunächst nur nach einem kurzen Termin – vielleicht 30 Minuten.
- Sag, dass du zu ihnen kommen wirst. Das macht es bequemer für sie.
- Erinnere sie daran, was du für sie tun könntest – aber verpflichte dich nicht, ohne mehr über sie zu wissen.
- Wenn du direkt einen Termin ausmachen kannst – umso besser!
- Sag, dass du den Termin per E-Mail oder SMS bestätigen wirst (was immer ihnen lieber ist), und schick ihnen einen Tag vorher eine Erinnerungs-E-Mail. Ruf sie nicht an.
- Halte dich an deine Abmachungen!
- Und freue dich dann auf eine wirklich produktive Besprechung!

Promoter

- Sei energiereich und lächle.
- Lass sie wissen, dass es Spaß macht, Zeit mit dir zu verbringen.
- Beschreibe kurz, wie du glaubst, dass du sie mit anderen Leuten vernetzen kannst, die interessant für sie sein könnten.
- Sag etwas über einen neuen Hot-Spot, der gerade eröffnet hat, oder schlag einen anderen coolen Treffpunkt vor. Frag, ob sich für dich ein Platz in ihrem vollen Terminkalender finden ließe – das gibt ihnen das Gefühl, wichtig zu sein.
- Wenn du deinen Kalender griffbereit hast, dann wähle am besten einen etwa einstündigen Termin aus. Du wirst ihn brauchen, weil ihr vermutlich nicht ganz so schnell zur Sache kommen werdet.
- Versichere ihnen, dass du sie anrufen wirst, um den Termin zu bestätigen.
- Sag zum Abschluss noch etwas zu den Möglichkeiten eurer Zusammenarbeit – beschreibe die Vision und überzeuge sie!

Nurturer

- Achte darauf, sie sprechen zu lassen. Hör zu.
- Beschreibe, warum du glaubst, dass ihr beide gut zusammenpasst, aber dass du mehr über sie persönlich wissen möchtest und wie sie mit ihren Kunden zusammenarbeiten.
- Sag, dass du gern mehr Zeit mit ihnen verbringen würdest, um herauszufinden, was sich auf längere Sicht entwickeln ließe.
- Biete zwei mögliche Termine an und frag zum Beispiel: „Wäre es möglich, dass wir beide diese Woche zusammenkommen ODER möchtest du, dass ich dich nächste Woche anrufe und wir machen dann etwas aus?“ Sie neigen dazu, schnellere Entscheidungen zu treffen, wenn man sie nur unter zwei Wahlmöglichkeiten entscheiden lässt. Du kannst es auch gleich ganz konkret machen: „Passt dir der kommende Dienstag, 10h besser oder lieber Mittwochnachmittag um 16h?“
- Unabhängig davon, wie sie sich entscheiden, setz dich in jedem Fall mit ihnen in Verbindung.
- Frag, ob ihnen ein ruhigerer Treffpunkt lieber wäre, so dass ihr wirklich miteinander ins Gespräch kommen könnt.
- Reservier dir vorsichtshalber etwa 1,5 Stunden.
- Mach deutlich, dass du wirklich wissen willst, wie ihr Geschäft genau funktioniert, weil du wirklich denkst, dass du ihnen helfen kannst.
- Frag, ob es in Ordnung ist, sie anzurufen, um den Termin zu bestätigen.
- Bestätige den Termin telefonisch und verbring einige Zeit damit, mit ihnen am Telefon zu sprechen.

Examiner

- Du musst ihnen viele Fragen stellen, da sie möglicherweise nicht sehr bereitwillig Auskunft geben werden.
- Frag sie, ob sie nach Möglichkeiten suchen, effektiver zu netzwerken.
- Sprich mit ihnen darüber, warum ihr beide effektiv zusammenarbeiten könntet.
- Frag, ob es für euch beide sinnvoll wäre, mehr Zeit miteinander zu verbringen, um herauszufinden, wie ihr zusammenarbeiten könntet.
- Frag, ob sie dich in ihrem Büro treffen wollen – das ist bequemer für sie und sie verschwenden keine Zeit mit der Anreise.
- Biete bezüglich des Termins einen Alternativ-Abschluss an. Du kannst z. B. fragen: „Würde es Sinn ergeben, jetzt gleich einen Termin auszumachen, oder möchten Sie, dass ich Ihnen eine E-Mail schicke?" Auch Examiner neigen dazu, schnellere Entscheidungen zu treffen, wenn man sie nur unter zwei Wahlmöglichkeiten entscheiden lässt.
- Je nach Antwort, erledige die entsprechende Aufgabe.
- Hake nach, ob es ihnen lieber wäre, den Termin per E-Mail oder per SMS zu bestätigen.
- Komm frühzeitig und gut vorbereitet mit einem Absichtenkatalog und mit vielen Fragen zum Termin.

So einfach ist das! Siehst du die Anzahl von Schritten, die vermutlich bei Nurturern und Examinern nötig sein werden? Das hängt vor allem an ihrem Tempo. Sie brauchen mehr Zeit. Aber wenn du dich als Go-Getter oder Promoter auf das ruhigere Tempo einlässt, kannst du die Beziehung leicht weiterbringen. Es kommt darauf an, sie so zu behandeln, wie sie behandelt werden wollen!

Du hast gerade eine ganz einfache, schrittweise Anleitung dafür bekommen, wie man mehr Termine mit Menschen machen kann, die man wirklich besser kennenlernen und mit denen man eine stärkere Beziehung aufbauen will.

Eines deiner Ziele bei einer Netzwerk-Veranstaltung kann sein, mehrere neue Leute kennenzulernen. Und wenn du sie dann getroffen hast, musst du dich entscheiden, ob du sie näher kennenlernen willst. Wir sind überzeugt, dass du, wenn du dabei den Verhaltensstilen entsprechend vorgehst, bessere Ergebnisse erzielen, schneller Qualitätsbeziehungen eingehen und mehr Spaß am Netzwerken haben wirst. Und, was noch wichtiger ist: Du gibst deinem Gegenüber ein gutes Gefühl, weil du ihn oder sie angemessen behandelst.

”

Unser Vorschlag ist, beim Netzwerken immer „zuerst zu geben“

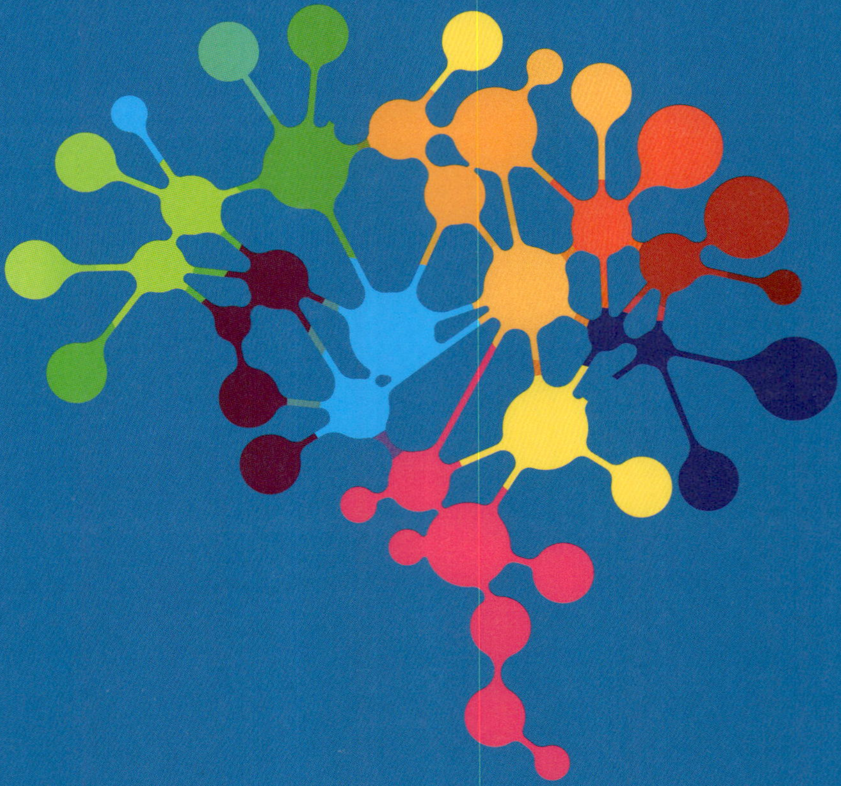

Kapitel 12
Ein komplexes Netzwerk entwickeln

Als Unternehmer wissen wir, dass du dein Unternehmen selbst gestaltest. Ein wichtiger Aspekt dabei ist, mit wem du deine Zeit verbringst. Die Menschen, mit denen du dich vernetzt, können sich positiv, neutral oder negativ auf dein Unternehmen auswirken.

Wenn du verstehst, wie man zielgerichtet ein starkes persönliches Netzwerk aufbaut, dann kannst du dir ein auf deine Bedürfnisse zugeschnittenes Netzwerk gestalten. Hat man dir jemals gezeigt, wie man sein Netzwerk ausbaut? Ist das in deiner Business School thematisiert worden?

Viele der Geschäftsinhaber, mit denen wir zu tun haben, sagen uns, dass ihnen ihr Netzwerk praktisch in den Schoß gefallen ist – sie haben es sich nicht selbst erarbeitet. Manche von ihnen hatten Glück und das Netzwerk funktioniert und bei anderen, naja, da funktioniert es nicht so gut. Die eigentliche Frage ist dabei: Wie viel Zeit hast du damit verbracht, dir bewusst ein perfektes, komplexes Netzwerk zu erarbeiten?

Lass uns damit beginnen, dass Ivan dir seine persönliche Meinung zum Thema Vielfalt und Netzwerken mitteilt. Dann kommen wir zurück und beschäftigen uns damit, welche Rolle Verhaltensstile beim Gesamterfolg deines Netzwerks spielen können, besonders bei deinem Empfehlungsnetzwerk.

Vielfalt und Vernetzung | Von Ivan Misner

Beim Business-Netzwerken gilt die Regel: man weiß nie, wen andere Leute kennen. Einer der Schlüssel zum Erfolg beim Aufbau eines starken persönlichen Netzwerks ist Vielfalt.

Ich bin jemand, der seit über dreißig Jahren eine große Business-Netzwerk-Organisation leitet, und ich spreche oft mit Menschen, die mir sagen, dass sie sich ausschließlich mit anderen Geschäftsleuten vernetzen wollen, die mit Kunden in einem ähnlichen sozioökonomischen Zielmarkt arbeiten. Mit anderen Worten – sie wollen sich nur mit Geschäftsleuten mit ähnlichen Kunden vernetzen. Und obwohl sie es sich vielleicht nicht bewusst waren, wollten sie auch mit Leuten mit dem/n gleichen Verhaltensstil/en zusammenarbeiten. Obwohl es gut ist, diese Leute in dein persönliches Netzwerk einzubinden, wäre jeder Versuch, sich ausschließlich mit diesem einen Stil zu vernetzen, ein großer Fehler.

Es liegt in unserer Natur, dass wir uns mit Leuten auseinandersetzen wollen, die uns gleichen. Menschen neigen dazu, auf der Grundlage von Bildung, Alter, Ethnizität, beruflichem Status usw. Gruppen zu bilden. Tatsache ist, dass wir dazu neigen, uns mit Menschen zu umgeben, die ähnliche Erfahrungen oder Sichtweisen haben wie wir. Die meisten unserer Freunde und Bekannten sind untereinander auch Freunde und Bekannte. Das Problem dabei ist, dass es, wenn wir uns mit Menschen umgeben, die ähnliche Kontakte haben, schwierig sein kann, Verbindungen zu neuen Menschen oder Unternehmen herzustellen, mit denen wir Geschäfte machen wollen.
Ein vielfältiges persönliches Netzwerk ermöglicht es dir, Mittler, d. h. Menschen, die als Bindeglieder fungieren, in dein Netzwerk einzubinden. Mittler sind Menschen, die sich zwischen einem oder mehreren Clustern oder Gruppen von Individuen hin- und herbewegen. Ihre Interessen oder Kontakte überlappen und so können sie unterschiedliche Gruppen einfach miteinander verbinden.

"

Der beste Wege, die Anzahl von Mittlern in Ihrem Netzwerk zu erhöhen, ist, ein vielfältiges Netzwerk zu entwickeln – kein homogenes.

Beim Netzwerken ist Vielfalt enorm wichtig, weil man diese Grenzüberschreiter nur so finden kann. Mittler sind Tore zu anderen Menschen. Sie erstellen Verknüpfungen zwischen den Gruppen und vielleicht auch zwischen Verhaltensstilen. Der beste Weg, die Anzahl von Mittlern in deinem Netzwerk zu erhöhen, ist, ein vielfältiges Netzwerk zu entwickeln – kein homogenes.

Nachdem ich über 9.000 Netzwerkgruppen in mehr als 70 Ländern entwickelt habe, kann ich kategorisch feststellen, dass die stärksten Netzwerkgruppen, die ich gesehen habe, diejenigen sind, die von großer Vielfalt gekennzeichnet sind. Menschen jeden Verhaltensstils gehören ihnen an. Je vielfältiger das Netzwerk, desto wahrscheinlicher ist es, dass Mittler dazugehören, die Leute auf bisher unbekannte Weise miteinander verbinden.

Ich glaube, dass eines der Probleme beim Verständnis dieses Konzepts eine den Menschen eigene Voreingenommenheit bei der Vernetzung mit Leuten ist, die sich außerhalb ihres normalen Bezugsrahmens befinden. Eine gute Freundin von mir in Boston, Patti Salvucci, hat mir einmal eine interessante Geschichte erzählt, die dafür ein perfektes Beispiel ist.

Patti leitet Dutzende von Netzwerkgruppen für das BNI im Raum Boston. Sie besuchte kürzlich eine der Gruppen, die sich in einem privaten Konferenzraum im Fenway Park-Stadion, einem großen Baseball-Stadion in Boston, trafen. Sie kam etwas früher an und bemerkte, dass ein älterer Herr dort zur Vorbereitung der Veranstaltung Kaffeetassen aufstellte.

Wer Patti kennt, weiß, dass sie eine tolle Netzwerkerin ist. Erwartungsgemäß begann sie mit dem Mann eine Unterhaltung, während sie auf die Ankunft der Mitglieder wartete. Im Gespräch mit ihm war sie sehr angetan von dem erstaunlichen Klang seiner Stimme. Sie erwähnte ihm gegenüber, dass er eine unglaubliche Sprechstimme habe und fragte, was er vorher getan habe. Er sagte ihr, dass er ein Kommentator bei CNN gewesen war!

In seinen späteren Jahren wollte er allerdings in einem weniger hektischen Beruf arbeiten und näher bei seiner Tochter leben. Also beschloss er, die Eigentümer-Suite in Fenway Park in Boston zu managen, weil er so näher bei seiner Familie sein konnte und später im Leben einen weniger hektischen Beruf ausüben konnte.

Patti fragte ihn nach einigen der Leute, die er während seiner Zeit beim Fernsehen kennengelernt hatte. Er erzählte ihr viele tolle Geschichten, unter anderem von einem Interview mit John F. Kennedy eine Woche bevor er ermordet wurde. Er sprach auch von Begegnungen mit Martin Luther King Jr. und Nelson Mandela. Es war ein interessantes Gespräch und sie genoss es

Danach, als die Veranstaltung in vollem Gange war, erwähnte eines der regulären Mitglieder, Don, dass er wirklich gern irgendwann eine Radio-Talkshow machen würde und deshalb nach Kontakten suchte, die ihm dabei helfen könnten, diesen Traum zu verwirklichen.

Nach dem Treffen, fragte Patti Don: *„Sehen Sie den Mann da drüben?"* und zeigte zu dem ehemaligen CNN-Kommentator. *„Haben Sie ihn schon einmal gesehen?" „Ja"*, sagte Don, *„das ist der Mann, der bei unseren Treffen immer den Kaffee vorbereitet."* Patti sagte zu Don: *„Wussten Sie, dass er früher bei CNN gearbeitet hat?"* Don sagte: *„Ehrlich? Davon hatte ich keine Ahnung!"*

Patti schlug vor, dass sich Don vorstellt und den Mann, den er einige Monate lang jede Woche gesehen hatte, ein wenig besser kennenlernt, weil dieser ihm vermutlich helfen könnte, ihn mit Leuten in der Rundfunkbranche bekannt zu machen.

Man kann von dieser Geschichte etwas lernen. Er hatte den Mann schon viele Male gesehen, sich aber nicht mit ihm unterhalten, weil er dachte, dass er vermutlich kaum etwas mit ihm gemeinsam hätte. Beim Netzwerken kann es jedoch gut sein, mit jemandem nicht viel gemeinsam zu haben, weil diese Person durchaus ein Bindeglied zu einer ganzen Reihe neuer Leute sein kann, die man vielleicht sonst nicht kennenlernen würde.

Die stärksten Netzwerkgruppen, die ich in den letzten zwanzig Jahren gesehen habe, sind die, die am vielfältigsten sind. Sie sind vielfältig nicht nur in Bezug auf die üblichen Aspekte, wie ethnischer Hintergrund, Geschlecht, Beruf, Alter, Bildung und Erfahrung – sondern auch bezüglich der vier Verhaltensstile.

Je vielfältiger dein Netzwerk, desto wahrscheinlicher ist es, dass sich die Verbindungslinien zwischen Menschengruppen überschneiden. Je mehr Verbindungen man zwischen Gruppen von Menschen herstellen kann, desto stärker wird dein Netzwerk!

Wenn du ein starkes persönliches Netzwerk aufbauen willst, dann lehne dich ein bisschen aus dem Fenster. Bau ein facettenreiches Netzwerk von professionellen Kontakten auf, das Menschen umfasst, die nicht wie du aussehen, wie du klingen, wie du sprechen oder deinen Hintergrund, deine Bildung oder deinen Werdegang haben. Das Einzige, was sie gemeinsam mit dir und den anderen Menschen in deinem Netzwerk haben sollten, ist, dass sie in ihrem Beruf wirklich gut sein sollten. Wenn du ein solches Netzwerk aufbaust, dann kannst du alles erreichen.

Danke, Ivan! Ein Verständnis dafür, wie wichtig ein vielfältiges Netzwerk ist, ist für dein Unternehmen entscheidend. In einem nächsten Schritt musst du nun aktiv an deinem vielfältigen Netzwerk arbeiten und Verhaltensstile dabei im Auge behalten.

Du hast die Wahl. Entscheide dich jetzt dafür, dass du die richtigen Leute in dein Netzwerk aufnehmen willst und dass du diese Vielfalt aufgrund von Stilen entwickeln wirst.

Warum? Weil die unterschiedlichen Stile auch unterschiedlich Empfehlungen aussprechen. Du hast richtig gelesen.

Jeder Stil spricht Empfehlungen auf eine Art aus, die sich ein wenig von der der anderen unterscheidet, und das wirkt sich auf deinen Geschäftsumsatz aus.

Diesen Aspekt zu verinnerlichen, kann für die Realisierung einer beständigen Anzahl von Empfehlungen von entscheidender Bedeutung sein.

Wir wetten, dass du jetzt gern wissen möchtest, worin genau die Unterschiede bestehen. Fangen wir mit den Promotern an. Pardon, liebe Go-Getter. Promoter stehen so furchtbar gern im Rampenlicht, und deshalb wollen wir diesmal mit ihnen beginnen.

Promoter

Stell dir vor, du triffst eine Promoterin, und ihr versteht euch auf Anhieb gut. Ihr habt euch getroffen, fandet euch sympathisch und habt beschlossen, miteinander einmal einen Kaffee trinken zu gehen, um einander besser kennenzulernen.

Nachdem ihr eine knappe Stunde miteinander über eure Unternehmen gesprochen habt, sagt die Promoterin zu dir: „*Wissen Sie, Tamara muss Sie wirklich kennenlernen. Sie beschwert sich fortwährend über X und ich denke, dass Sie großartig sind. Sie wird Sie lieben. Ich werde ihr sagen, dass sie Sie anrufen soll!*“ Tamara ruft noch in dieser Woche an, und du kannst aufgrund der Empfehlung das Geschäft abschließen. Du denkst jetzt: Wow, das war einfach. Das wird eine tolle Empfehlungsbeziehung.
Wir möchten nun gern ein paar Beispiele dafür geben, wie jeder Stil Beziehungen aufbaut. Darüber hinaus gehen wir durch, wann und wie du mit Empfehlungen rechnen kannst.

Promoter neigen dazu …

- in einer neuen Geschäftsbeziehung relativ schnell Empfehlungen auszusprechen – sofern sie dich mögen!
- … mehrere Empfehlungen kurz hintereinander auszusprechen, weil die neue Beziehung aufregend ist, und du ihnen ständig vor Augen bist.
- … Menschen weiterzuempfehlen, über die sie einen gewissen Einfluss haben. Das heißt, dass sie diesen Menschen sagen, dass sie dich anrufen sollen, was dann normalerweise auch geschieht.
- Sobald die Beziehung einmal läuft, kommen die Empfehlungen sporadischer – Promoter sind manchmal aktiver und dann wieder nicht so aktiv.

Wie **Promoter** ihr **Empfehlungsverhalten verbessern** können:

- Behalte deine Empfehlungsquellen im Auge, dann ist dein Erfolg konsistenter.
- Sei dazu bereit, die Bedürfnisse der Interessentin gründlicher einzuschätzen als nur auf sie einwirken zu wollen.

Nurturer neigen dazu ...

- ... Zeit damit zu verbringen, die persönliche Seite der Beziehung aufzubauen, bevor sie Empfehlungen geben.
- ... nicht daran interessiert zu sein, unbedingt Empfehlungen machen zu wollen. Sie kümmern sich manchmal übermäßig um ihren Interessenten und darum, dass wirklich alles stimmt, bevor sie ihn weiterempfehlen.
- ... nur dann Empfehlungen auszusprechen, wenn die Beziehung mit dem Interessenten extrem stark ist.
- ... Empfehlungen auszusprechen, die normalerweise mit einem erfolgreichen Abschluss enden, weil es für beide Parteien die richtige Entscheidung ist.

Wie **Nurturer** ihr **Empfehlungsverhalten verbessern** können:

- Glaub es ruhig: Leute wollen deine Meinung hören.
- Werde offener dafür, im Namen einer Empfehlungsquelle ein Gespräch zu beginnen, besonders, wenn du weißt, dass dein Gegenüber diese Dienstleistung wirklich benötigt.
- Du hilfst Menschen dabei, Probleme in ihrem Leben aus der Welt zu schaffen. Es geht nicht einfach nur darum, ihnen etwas zu verkaufen. Das ist eine etwas andere Einstellung: deinen Freunden kann geholfen werden, wenn du dabei mitwirkst.

Examiner neigen dazu ...

- ... viel Zeit dazu zu brauchen, um Informationen über dein Unternehmen, dein Fachwissen und dich zu sammeln.
- bestätigen zu wollen, dass du als Person Integrität hast, bevor sie dich weiterempfehlen.

Wie **Examiner** ihr **Empfehlungsverhalten verbessern** können:

- Sei bereit, zu Beginn der Beziehung mehr Einzelgespräche mit Empfehlungsquellen zu führen, um den Zeitrahmen zu verkürzen, den du benötigst, um Informationen zu sammeln.
- Führe einen Prozess in deinem Unternehmen ein, mit dem du Kunden fragen kannst, ob sie eine andere Dienstleistung benötigen. So kannst du Empfehlungen aussprechen

Go-Getter neigen dazu …

- … rasch Empfehlungen auszusprechen, FALLS sie davon überzeugt sind, dass du eine Expertin bist und sie in einem guten Licht erscheinen lässt.
- … gern Leuten zu Geschäften zu verhelfen, die bereits erfolgreich sind.
- … sowohl Empfehlungen von niederer als auch von hoher Qualität zu geben. Wenn es sie nicht weiter kümmert, was du über sie denkst, dann ist die Qualität vermutlich niedrig. Wenn sie dich beeindrucken wollen, dann eher hoch.

Wie **Go-Getter** ihr **Empfehlungsverhalten verbessern** können:

- Stelle der Interessentin spezifische Fragen, damit es nicht so aussieht, als würdest du die Empfehlung aufdrängen.
- Setz dir Ziele, was die Anzahl der Empfehlungen angeht, die du deinen besten Empfehlungsquellen geben willst, und erreiche dann dein Ziel.

Wenn du einen Moment darüber nachdenkst, was du hier gerade gelernt hast, so wird dir klar, dass das Wissen darüber, mit wem du deine Netzwerkzeit verbringst, wichtig ist.

Wenn du zu Beginn einer Bekanntschaft viel Zeit mit einem Go-Getter verbringst, so ist das vielleicht nicht unbedingt notwendig. Zeig ihm, dass du eine Expertin bist, lass ihn in einem guten Licht erscheinen und es kann losgehen. Wenn du einen Nurturer dagegen genauso behandelst, dann denkt der vielleicht, dass du verschlossen, menschlich kühl und rein aufs Geschäft ausgerichtet bist, wodurch er sich nicht wertgeschätzt fühlt.

Stell dir diese Situation vor: du möchtest vier Personen in dein Netzwerk aufnehmen. Du machst das natürlich absichtlich und mit Bedacht! Geh davon aus, dass je einer der Stile vertreten ist. Vielleicht erwartest du, dass sie dir alle im gleichen Zeitraum die gleiche Anzahl von Empfehlungen geben werden.
Was wirklich passiert, ist Folgendes: die Promoterin wird dich sofort ein oder zweimal empfehlen, und dann wird monatelang nichts passieren. Der Go-Getter wird dich einmal empfehlen, aber daraus wird sich nichts ergeben, und er wird dich anschließend nicht mehr weiterempfehlen. Nach zwei Monaten Arbeit an der Beziehung sagt der Nurturer, dass er drauf und dran ist, dich jemandem weiterzuempfehlen. Nach drei oder vier Monaten ist die Examinerin weiterhin bereit, sich mit dir zu treffen, hat aber bisher von Empfehlungen noch nicht gesprochen.
Siehst du, wie ein Verständnis der verschiedenen Stile dabei helfen kann, einzuschätzen, wann und wie Leute anfangen werden, dich weiterzuempfehlen? Wurden deine Erwartungen in der Vergangenheit manchmal enttäuscht?

Dawns Geschichte: Zwei Kunden wählen unterschiedliche Strategien

Ich habe vor kurzem mit einer Kundin zusammengearbeitet, die fest entschlossen war, nie mit einem Examiner zusammenzuarbeiten. Sie war einfach nicht bereit dazu, die Zeit zu investieren, um die Beziehung zu voranzubringen.

Im gleichen Zeitraum erzählte mir ein anderer Kunde, dass er sich etwas Sorgen machte, aber zugleich auch aufgeregt war, weil er einen Examiner als Empfehlungsquelle rekrutieren wollte. Beide investierten die notwendige Zeit in die Beziehung und besuchten sogar eine Asentiv-Schulung. Das Ganze nahm ein paar Monate in Anspruch.

Bei unserem letzten Coaching-Anruf sagte mir mein Kunde dann, dass der Examiner die letzten zwei Monate lang seine beste Quelle für Empfehlungen war und dass er schon fast Angst hatte, mit ihm nicht mithalten zu können! Wo lag der Unterschied zwischen meinen beiden Kunden?
Sie hatten beide eine bewusste Entscheidung getroffen.

Siehst du, jeder Stil hat Stärken und Schwächen, wenn er Empfehlungen gibt und Beziehungen aufbaut. Wenn du dein Empfehlungsnetzwerk mit Bedacht entwickelst und neue Empfehlungsquellen eingliederst, dann solltest du in jedem Fall ihren Stil identifizieren, so dass du die richtigen Erwartungen hast, wann deine Quelle damit beginnen wird, dich weiterzuempfehlen.

Es gibt natürlich Ausnahmen. Dies ist nicht in Stein gemeißelt. Wir finden es immer wieder faszinierend, wenn Menschen Erwartungen an andere Menschen haben, ohne deren Verhaltensstile in Betracht zu ziehen und wie sie sich im Empfehlungsprozess wohlfühlen.

Wenn du den Verhaltensstil deiner Empfehlungsquelle kennst, dann wird das dabei helfen, zu prognostizieren, wie viel und wie oft du weiterempfohlen wirst, und wie langlebig die neuen Geschäftsbeziehungen sein werden. Das ist der Grund, warum es eine gute Idee ist, dein Netzwerk anhand von Verhaltensstilen zu diversifizieren.

Wenn du den Verhaltensstil deiner Empfehlungsquelle kennst, dann wird das dabei helfen, zu prognostizieren, wie viel und wie oft du weiterempfohlen wirst, und wie langlebig die neuen Geschäftsbeziehungen sein werden.

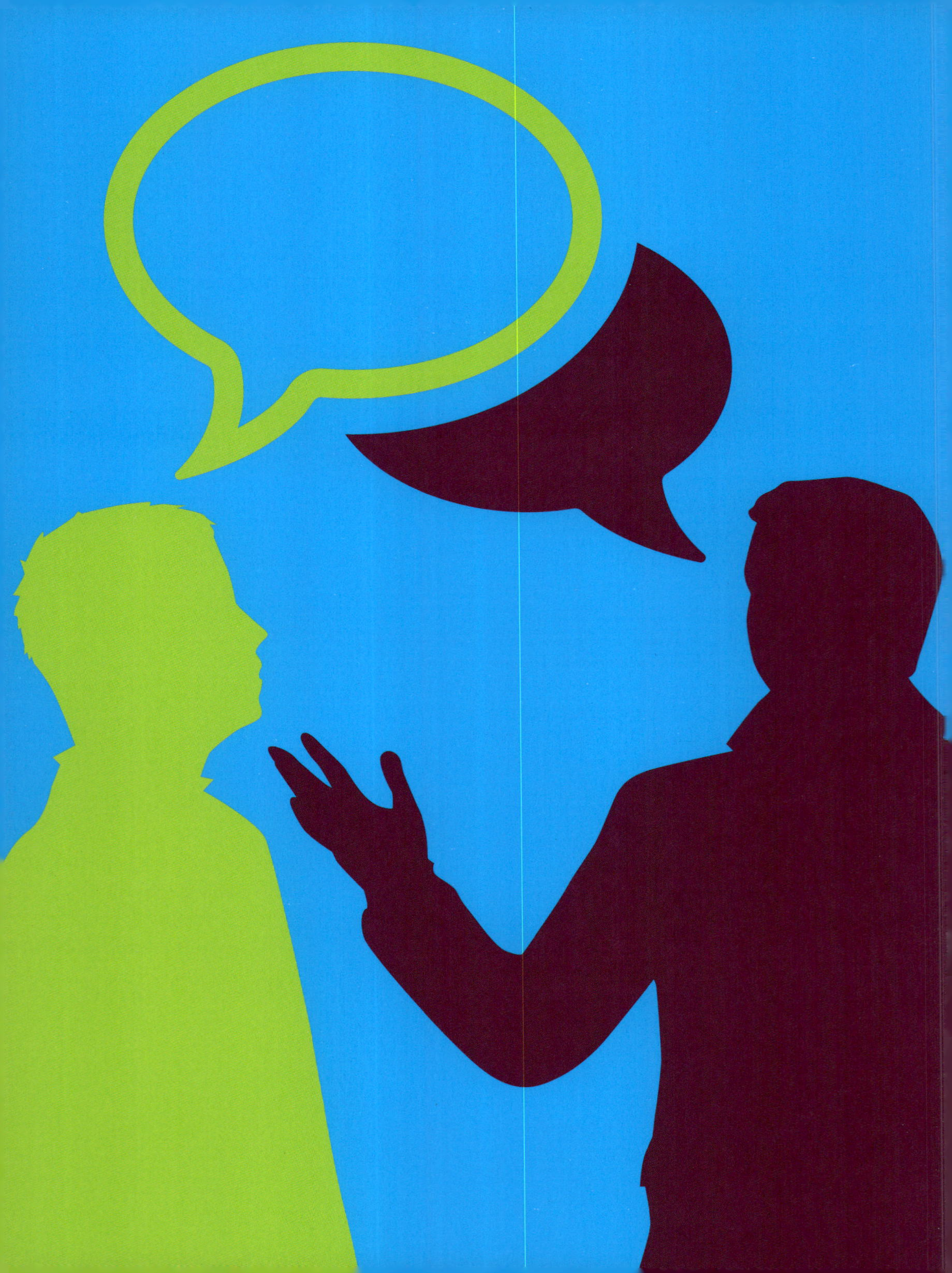

Kapitel 13
Wie du dein Empfehlungsnetzwerk nach Verhaltensstilen über dich informierst

Nachdem wir jahrelang beobachtet haben, dass Tausende von Geschäftsinhabern unglücklich über die Anzahl der Empfehlungen sind, ist es für uns sehr interessant gewesen, die Frage zu stellen: *„Wie informierst du dein Netzwerk über dich, damit dieses Empfehlungen aussprechen kann?"*

Meistens begegnen wir fragenden Blicken, verwirrten Gesichtern, angehobenen Schultern und Augenbrauen und der Antwort: *„Ich weiß nicht."*

Dies ist ein großes Problem in der Geschäftswelt. Unternehmen sind auf der Suche nach mehr Empfehlungen und dabei verlassen sie sich auf andere Menschen. Aber die Geschäftsinhaber übernehmen keine aktive Rolle, ihre Netzwerke darin zu ‚trainieren', welche Empfehlungen ihnen etwas bringen. Wir vermuten, dass Geschäftsleute davon ausgehen, dass das automatisch passiert. Sie glauben, dass andere Menschen bereits instinktiv wissen sollten, wem sie empfohlen werden sollen, wie sie empfohlen werden sollen, wann sie empfohlen werden sollen, warum sie empfohlen werden sollen und wie oft sie empfohlen werden sollen.

Ist das nicht ein bisschen viel, was eine Empfehlungsquelle einfach so wissen soll? Wäre es nicht gut, wenn wir ein wenig Verantwortung für die Anzahl von Empfehlungen, bzw. deren Ausbleiben, übernehmen würden? Eine der Philosophien von Asentiv ist: „Ich bin selbst für alles verantwortlich."

In welchem Zustand sich dein Unternehmen derzeit befindet, ist ein direktes Ergebnis deiner Arbeit und deines Einsatzes. Das Gleiche gilt für dein Empfehlungsmarketing. Ob du viel Erfolg oder wenig bis gar keinen Erfolg mit Empfehlungen hast, irgendwann wirst du feststellen: „*Es ist alles meine Verantwortung*".

Wir empfehlen dir, für deine Lage Verantwortung zu übernehmen und dann aktiv daranzugehen, nach Lösungsmöglichkeiten zu suchen. Wo auch immer sich dein Unternehmen derzeit befindet ist in Ordnung, aber es könnte auch besser sein. Tatsächlich kann dein Leben großartig laufen, wenn du bereit bist, die Zeit und die Mühe zu investieren, um es auf ein besseres Niveau zu bringen.

Die Philosophie von Asentiv

Dank dynamischer Unternehmensberatung, mitfühlendem Coaching und einzigartigen Beziehungsmarketingstrategien schafft Asentiv Communities von gleichgesinnten Unternehmern, und generiert so ein Klima, in dem außergewöhnliche Geschäfte gemacht und ein spektakuläres Leben geführt werden können!

Wir glauben, dass dies ein ziemlich starkes Statement ist und freuen uns mit den Tausenden von Geschäftsinhabern in der ganzen Welt, mit denen wir zusammenarbeiten, um genau das zu erschaffen: ein großartiges Leben, was auch immer das für sie sein mag.

Wenn du nur ein Kapitel in diesem Buch mit Aufmerksamkeit lesen willst, so sollte es dieses sein. Es besteht ein unbestreitbarer Zusammenhang zwischen der Anzahl der Personen in deinem Netzwerk, die angemessen informiert wurden, und der Anzahl an Empfehlungen für dich. Wir werden hier durch etwas mehr Asentiv-Material durchgehen, weil wir weltweit marktführend im Bereich Trainings für strategisches Empfehlungsmarketing sind.

Werfen wir einen Blick auf die drei Kernkompetenzen im Empfehlungsmarketing:

1 Nimm an der richtigen Ausbildung im Bereich Empfehlungsmarketing teil.

2 Bleib auf dem Laufenden.

3 Lass dein Empfehlungsnetzwerk von Experten schulen.

Was die erste Kernkompetenz angeht, so schlagen wir vor, dass du einmal **deutschland.asentiv.com** besuchst und nachschaust, ob es Lizenz-Partner in deiner Nähe gibt. Das ist der einfachste Weg, um das richtige Wissen über Empfehlungsmarketing zu erlangen.

Die Website zeigt eine Auflistung der verschiedenen Programme, die in deinem Bereich angeboten werden. Wenn du gern in Seminaren oder Kursen Neues lernst, dann ist dies vielleicht die richtige Option. Außerdem würdest du mit Kollegen in deiner Gegend zusammenkommen.

Wir haben dir auch bereits einige Buchtitel genannt, die du im Auge behalten solltest, wie beispielsweise „The World's Best Known Marketing Secret: Building Business by Referral“ von Ivan und Mike Macedonio und „Der Empfehlungsmagnet“ von Frederik Malsy. Ein weiteres Buch von Ivan und Mike wurde als „Wahrheit oder Fiktion? Die größten Mythen über Netzwerke und ihr Wahrheitsgehalt“ übersetzt. Diese beiden Bücher geben dir viele Informationen, die du sofort auf dein Unternehmen anwenden kannst. Wenn du es vorziehst, durch Bücher und Lesen zu lernen, kann diese Option die beste für dich sein.

Dank digitaler Technologien steht individuelle Beratung Menschen auf der ganzen Welt zur Verfügung. Wenn du darüber mehr wissen möchtest, wende dich bitte an **info@empfehlungsoffensive.com,** um die richtige Empfehlungsmarketingberatung in einem vertraulichen Gespräch für dich auszumachen. Wenn du am besten in direktem Kontakt mit einem Experten lernst, um Transparenz und Erfolg zu gewährleisten, dann ist dies der richtige Weg.

Bei der zweiten Kernkompetenz geht es darum, stets auf dem Laufenden zu bleiben. Wusstest du, dass es mehr als 10.000 Stunden dauert, bis man ein bestimmtes Thema gemeistert hat? Das stimmt: 10.000 Stunden. Denke einmal an Sport oder das Erlernen eines Musikinstruments. Frederik war früher einmal ein recht erfolgreicher Turniertänzer. Bestimmte Bewegungsmuster und Abläufe mussten tausendfach trainiert werden, bis diese wirklich perfektioniert waren. Und vergleiche es einmal mit bestimmten Künsten oder auch Handwerk, deiner Berufserfahrung, Ausbildung oder deinem Studium – die Meisterschaft in einem bestimmten Thema erlangst du erst nach tausenden von Stunden Training und Übung.

Wenn du völlig in ein Thema eintauchst, dann hilft dir das, es zu verstehen, zu verarbeiten und das Thema in seiner Komplexität wahrzunehmen. Der Hauptgrund für eine solche Vertiefung ist es, dass du ein Thema aus dem Effeff beherrschen lernst. Dann hat man die Stufe der unbewussten Kompetenz erklommen. Die Fähigkeiten, Techniken und Taktiken des Empfehlungsmarketings sind den meisten Unternehmern ziemlich fremd. Deshalb ist eine Vertiefung in das Thema so wichtig, wenn du dieses Wissen gewohnheitsmäßig verwenden willst.

Vielleicht möchtest du eher früher als später anfangen, um den optimalen Erfolg in deinem Unternehmen zu gewährleisten!

Wenden wir uns nun der dritten Kernkompetenz zu: der Information deines Netzwerks durch Experten. Dies ist ohne Zweifel der frustrierendste Teil beim Empfehlungsmarketing, da es sich bei den ersten beiden Kernkompetenzen um dich dreht und Dinge, über die du Kontrolle hast. Bei der dritten Kernkompetenz geht es um andere: Du musst andere Menschen motivieren, das richtige ‚Training' zu erhalten. Was du vielleicht nicht weißt, ist, dass die Menschen in deinem Netzwerk nicht nur in einem, sondern in zwei verschiedenen Aspekten des Empfehlungsmarketings geschult werden müssen. Sie müssen natürlich wissen, wer du bist, warum du tust, was du tust und wie du den Menschen mit deinem Unternehmen hilfst. Und sie müssen unbedingt auch in der ersten Kernkompetenz geschult werden: wie man Empfehlungsmarketing macht. Das Buch „Der Empfehlungsmagnet" ist kostenlos verfügbar, du zahlst lediglich Porto, Versand und Logistik. Schenk es deinen Netzwerkpartnern oder ermuntere diese, es zu bestellen. Es ist zu beziehen unter **www.empfehlungsmagnet.com.** In diesem Buch erhältst du wirkungsvolle Prinzipien und Informationen zum Thema Empfehlungsmarketing. Besuche auch unbedingt die „Empfehlungsoffensive" **(www.empfehlungsoffensive.com),** eine Tagesveranstaltung, zu der du gerne auch Geschäftspartnerinnen und -partner mitbringen kannst. Selbst, wenn ihr erfahrene Netzwerker seid und schon einiges an Empfehlungsgeschäft macht, ich verspreche euch, ihr lernt Neues dazu!

Wenn deine Netzwerkpartner viel über dich wissen, aber die Strategien und Techniken nicht kennen, mit denen man auf einfache Weise Empfehlungen aussprechen kann, dann werden sie es nicht einfach finden, dich zu empfehlen. Umgekehrt, selbst, wenn sie haufenweise Empfehlungsmarketing-Training erhalten haben, aber nicht darüber informiert sind, was dich und dein Unternehmen ausmacht, dann wissen sie nicht, warum sie dein Unternehmen empfehlen sollen.

Es ist ein absolutes Muss, dass deine Partner darin geschult sind, wer du bist und dass sie über Empfehlungsmarketing Bescheid wissen, damit sie bestmögliche Resultate erzielen und auch mehr Spaß in ihren Beziehungen haben.

Netzwerk-Training

Unser Fokus liegt hier darauf, dir zu zeigen, wie du dein Netzwerk entsprechend der Verhaltensstile informieren kannst. Der genaue Inhalt dieser Trainings kommt im Folgenden nicht zur Sprache.[5]

Viele Geschäftsinhaber verpassen die Chance, ihre Empfehlungsgeber so zu behandeln, wie diese behandelt werden möchten, wenn sie sie über sich informieren. In der Regel kennen sie nur eine Lehrmethode: entweder lassen sie sie ein Handbuch/ eine Website/Informationsmaterialien lesen oder ein Video ansehen, oder einfach „an Ort und Stelle" lernen. Die Stile lernen allerdings auf unterschiedliche Weise. Woher wissen wir das?
Stell dir folgende Situation vor: dir wurde der Auftrag erteilt, einen schweren Sattelzug quer durch Europa zu fahren.

Du hast Erfahrung mit PKW, aber mit Lastwagen kennst du dich überhaupt nicht aus. Wie soll dein Fahrlehrer dir beibringen, dieses riesige Gefährt, mit dem du dich in furchtbare Unfälle verwickeln kannst, sicher über Ländergrenzen hinweg zu fahren?

Wie soll dein Fahrlehrer dir also beibringen, wie man diesen Schwer-LKW fährt? Schreib hier deine Antwort auf, bevor du weiterliest:

____

____

____

____

____

____

[5] Das Referrals For Life®-Programm ist hier zu empfehlen.

Wir haben diese Situation mit Teilnehmern in der ganzen Welt durchgespielt – mit den lustigsten Resultaten. Stell dir vor, du befindest dich in einem Seminar mit 100 Unternehmern. Ihr seid nach Verhaltensstilen in Gruppen eingeteilt und euch wurden 5 Minuten Zeit gegeben, eine Liste zusammenzustellen, wie ihr euch den Fahrunterricht vorstellt.

Jede der Gruppen bespricht die Situation und natürlich sind die Promoter wieder einmal die auffälligsten. In der Regel gehen sie zur Vorderseite des Raums oder dorthin, wo die Bühne ist. Die Nurturer bilden einen Kreis und setzen sich hin, damit alle gesehen und gehört werden. Die Examiner suchen sich eine abgelegene Ecke und setzen sich, um die Aufgabe zu besprechen.

Und die Go-Getter stehen auf und unterhalten sich im Stehen weiter. Alle tragen etwas bei und sie sind in unter zwei Minuten fertig.

Nachdem die fünf Minuten um sind, warten die Go-Getter schon ungeduldig darauf, dass der Seminarleiter weitermacht, die Nurturer versichern sich noch einmal, dass wirklich alle ihre Meinung sagen konnten, die Examiner verlangen nach mehr Zeit, weil sie mit ihrer Liste lange noch nicht fertig sind, und die Promoter sind die letzten, die wieder Platz nehmen, weil sie noch Gespräche miteinander führen und nicht zum Ende kommen können oder wollen.

Und wie sehen die Ergebnisse aus? Hier sind die am häufigsten vorkommenden Antworten per Stil, die in der ganzen Welt gegeben wurden. Sieh, ob deine Antworten mit diesen übereinstimmen.

Go-Getter

Wie wollen die Go-Getter beigebracht bekommen, einen Schwer-LKW zu fahren?

- Geben Sie uns die Schlüssel.
- Wo ist er geparkt?
- Wir probieren es einfach.
- Wenn wir nicht weiterkommen, dann fragen wir den Fahrlehrer.
- Aber wir kommen bestimmt alleine klar.

Wirklich, wir schwindeln nicht. Es ist unfassbar, wie oft exakt diese Liste von Go-Gettern produziert wird. Weitere Antworten sind:

- Wir wollen den besten Fahrlehrer.

- Wer braucht schon Betriebsanleitungen?
- Sie haben 10 Minuten, um uns die Grundlagen zu erklären.
- Wieviel werden wir verdienen, wenn wir dieses Ding quer durch Europa fahren?

Wenn du mit Go-Gettern sprichst, verlangst du von ihnen, dass sie viel Zeit investieren? Gehst du ihnen auf die Nerven, indem du ihnen vorschreibst, was sie genau tun sollen? Was würde passieren, wenn du ihnen die Schlüssel geben würdest und sie einfach machen ließest? Vielleicht würden die Empfehlungen schon jetzt fließen.

Promoter

Bei den Promotern sehen die Antworten etwa so aus:

- Machen Sie es uns einmal vor, und dann wird es schon gut gehen!
- Keine Sorge... wir können es selbst herausfinden.
- Wie schnell fährt so ein Ding?
- Können wir Freunde mitnehmen?

Das sind die häufigsten vier Antworten der Promoter. Hier sind einige weitere Antworten, die regelmäßig auftauchen:

- Ist der Fahrlehrer cool und wird er abends mit uns mal einen trinken gehen?
- Wir dürfen oft die Hupe benutzen, oder?
- Können wir einen knallroten LKW mit Flammen an der Seite haben?

Wenn du anderen über dein Unternehmen Informationen gibst, auf welche Weise tust du das? Bittest du sie einfach nur, deine Website oder dein Infomaterial zu lesen? Lässt du sie deine Arbeit einmal hautnah erleben? Ist das genug? Welche Strukturen existieren in deinem Betrieb, die dafür sorgen, dass Promoter auf unterhaltsame Weise deine Firma kennenlernen können?

Nurturer

Hier sind die Antworten der Nurturer:

- Wir wollen Einzeltraining mit dem Fahrlehrer.
- Wir wollen, dass er sich ans Steuer setzt, und uns alles genau zeigt.
- Wir wollen alle Sicherheitsmerkmale des Fahrzeugs kennenlernen.
- Wir möchten, dass der Fahrlehrer auch ein Nurturer ist.
- Wir wollen uns ermutigt und zuversichtlich fühlen.

Das klingt ein bisschen anders als bei den Go-Gettern und bei den Promotern, nicht wahr? Hier sind einige weitere Antworten, die regelmäßig auftauchen:

- Wir wollen ein paar Tage auf einem großen, leeren Parkplatz üben, bevor wir uns auf den Weg machen.
- Wir wollen vor allem wissen, wie man rückwärts fährt, so dass wir mit nichts und niemandem zusammenstoßen.
- Wir wollen einen freundlichen und geduldigen Fahrlehrer.
- Wir möchten, dass der Fahrlehrer uns den ersten Tag lang begleitet.

Spürst du, wie das Tempo sich verlangsamt? Tempo ist –wie du inzwischen weißt – ein wichtiges Unterscheidungsmerkmal zwischen den Stilen. Wenn du Nurturer bittest, dich „einfach mal so" weiterzuempfehlen, dann ist das nicht genug. Nurturer müssen mehr über dich und dein Unternehmen wissen. Auf welche Weise holst du die Nurturer ins Boot, so dass sie sich bei dir gut aufgehoben fühlen?

Examiner

Hier sind die Antworten der Examiner:

- Bevor wir mit dem Training beginnen, müssen wir wissen, welche Qualifikationen der Fahrlehrer hat, wie viel es kostet, was unsere Zeitinvestition ist und wie sich diese Investition auszahlt.

In vielen Fällen kommen die Examiner gar nicht dazu, die Antworten bezüglich der eigentlichen Fahrt mit dem LKW aufzulisten, weil sie all ihre Zeit damit verbringen, die Details zu besprechen, die vor der Fahrt geklärt sein müssen. Diejenigen, die einen Schritt weiterkamen, gaben Antworten wie z. B.:

- Wir wollen vor dem ersten Treffen mit dem Fahrlehrer die ganze Betriebsanleitung lesen.

- Videos wären ebenfalls nützlich, bevor wir uns mit dem Fahrlehrer treffen.
- Wir möchten bei einem Unternehmen lernen, das einen Simulator hat, damit wir schon vor der richtigen Fahrt üben können.
- Beim ersten Treffen mit dem Fahrlehrer hätten wir gern eine schriftliche Liste der Anforderungen an uns.
- Wir möchten eine detaillierte Routenkarte, die zeigt, wo wir Halt machen können, und wie diese lange Fahrt aussehen wird.

Wieder ein bisschen anders, oder? Hier wird alles im Vorhinein analysiert. Bevor Examiner selbst loslegen können, müssen sie viele Details genau verstehen. Für sie ist Exaktheit und Gründlichkeit wichtig. Wie genau und gründlich bist du, wenn du deinem Netzwerk Informationen gibst? Wenn deine Informationsvergabe bisher unstrukturiert ist, kannst du deine Informationen überhaupt erfolgreich an Examiner weitergeben, die eine stetige Empfehlungsquelle für dich darstellen können?

Du fragst dich jetzt vielleicht, was dieses Beispiel damit zu tun hat, dein Netzwerk dahingehend zu ‚trainieren', dass du öfter empfohlen wirst. Nun, es zeigt verschiedene Lernstile auf. Einige Menschen lernen schnell, andere brauchen mehr Zeit. Einige brauchen nur ein paar Grundlagen und kümmern sich später um den Rest. Andere benötigen von Anbeginn an nahezu alle Informationen, bevor sie anfangen können – was für sie übrigens erst der Ausgangspunkt ist. Einige Menschen müssen wissen, dass sie dir wichtig sind, oder, dass sie mit dir Spaß haben können, während es anderen nur um den Umsatz geht.

All dies ist entscheidend, wenn du andere wirklich so behandeln willst, wie sie behandelt werden möchten. Wir versprechen dir, dass deine Erfolgsrate beim Training deines Netzwerks in die Höhe schnellen wird, wenn du Lernstile berücksichtigst.

Lass uns eine Liste durchgehen, wie jeder Stil lernen möchte.

Go-Getter

- Kurze Zeitrahmen: sie denken schnell und sind dir oft bereits einen Schritt voraus.
- Nicht zu viele Details – nur die Grundlagen.
- Beginne mit der Frage: „Was möchtest du über mich wissen?“ Go-Getter wissen das nämlich bereits.
- Mach es einfach für sie: ihr könnt euch zum Beispiel in ihrem Büro treffen.
- Lass sie dann Versuche starten, dich zu empfehlen, und bitte dann um Rückmeldung – Go-Getter möchten schnell Ergebnisse sehen.

Promoter

- Mach die Dinge leicht und einfach – nicht zu detailreich oder intensiv.
- Verwende visuelle Infomaterialien, wenn das möglich ist.
- Sie bevorzugen ‚learning by doing‘. Du kannst also mit Rollenspielen gut weiterkommen.
- Stelle sicher, dass sie bei jedem Termin mit dir Spaß haben – denk daran, hier steht das Erlebnis im Mittelpunkt.
- Du kannst ihr Interesse wachhalten, indem du eine Belohnung versprichst, wenn ihr beide ein bestimmtes Ziel erreicht – Promoter werden hart dafür arbeiten.
- Würdige ihre Leistung ausdrücklich, wenn sie das Richtige tun.
- Haben wir den Spaßfaktor schon erwähnt? Wenn du sie langfristig an dich binden willst, ist das entscheidend.

Nurturer

- Nimm dir die Zeit, um alle ihre Fragen zu beantworten.
- Sei vorsichtig und verlang am Anfang nicht zu viel.
- Biete ihnen die Möglichkeit, an deiner Arbeit hautnah teilzunehmen. Sie mögen es, in etwas direkt involviert zu sein.
- Ermutige sie oft und sprich direkt mit ihnen, wenn sie etwas Gutes für dich erreicht haben.
- Erinnere sie daran, dass beide etwas von der Beziehung haben sollen und dass du ihnen auch helfen willst.

- Es ist wichtig zu wissen, dass es sehr unwahrscheinlich ist, dass Nurturer dich weiterempfehlen werden, wenn sie dir nicht genügend vertrauen. Es geht in erster Linie darum, Vertrauen zu entwickeln.
- Sag ihnen genau, wann eine Interessentin die Richtige ist. Sie neigen dazu, sich ein wenig zu zieren, wenn es um den „Verkaufsaspekt" beim Empfehlungsmarketing geht, also wenn sie jemandem direkt eine deiner Leistungen anbieten sollen.

Examiner

- Besprich die Möglichkeiten einer Empfehlungsbeziehung und wie sie genau aussehen könnte.
- Macht einander von Anbeginn klar, was ihr voneinander erwartet.
- Wie viel Zeit wollt ihr beide investieren?
- Besprich dann, welche Materialien, Kenntnisse oder Informationen du brauchst, um voranzukommen.
- Erstelle ein Verfahren, zu dem sich beide von euch verpflichten, um regelmäßig Empfehlungen füreinander zu generieren
- Trefft euch regelmäßig und verfolgt den Erfolg eurer Beziehung nach.

Hast du bisher alle Menschen auf die gleiche Weise über dein Unternehmen informiert?

Jeder geht natürlich immer zuerst von dem eigenen Stil aus. Jetzt aber hast du ein zusätzliches Wissen erworben, um sicherzustellen, dass Leute gern mit dir zusammenarbeiten und sich die notwendigen Informationen aneignen, um dich weiterempfehlen zu können. Wenn du das richtig machst, kann dein Netzwerk richtiggehend aufleben. Deine Netzwerkpartner werden viel motivierter sein, mit dir zusammenzuarbeiten und über dich etwas zu erfahren, wenn sie mit dem Prozess und dem Ergebnis einverstanden sind.

Nenne hier vier Namen, mit denen du ein Treffen vereinbaren willst, damit ihr euch gegenseitig öfter empfehlen könnt (mit ausreichend Informationen)?

	Name	Stil	Wie werde ich mich ihrem/seinem Stil anpassen?
# 1			
# 2			
# 3			
# 4			

”

Dank dynamischer Unternehmensberatung, mitfühlendem Coaching und einzigartigen Beziehungsmarketingstrategien schafft Asentiv Communities von gleichgesinnten Unternehmern, und generiert so ein Klima, in dem außergewöhnliche Geschäfte gemacht und ein spektakuläres Leben geführt werden können!

Die Philosophie von Asentiv

Kapitel 14
Die Werkzeuge, die dir dabei helfen, dich anzupassen

Wie bereits in einem früheren Kapitel erwähnt, werden viele von euch Bedenken haben, als „unehrlich" zu erscheinen, wenn sie sich an andere Stile anzupassen beginnen. In diesem Kapitel wird es darum gehen, warum dies nicht der Fall ist.

Wir verstehen „unehrlich" sein so: wenn man sich als „aufrichtig" oder „authentisch" ausgibt, es aber nicht ist. Beim Empfehlungsmarketing ist die entscheidende Frage: „Bist du immer noch du selbst, wenn du dich an andere Stile anpasst?" Wenn du anderen unverfälscht gegenüberstehst, dann machst du alles richtig. Das klingt einfach, aber vielleicht ist es nicht ganz so simpel.

Wir haben Jahrzehnte damit verbracht, uns dieses Wissen anzueignen, uns dessen bewusst zu sein und uns anzupassen. Wir meinen, es geht nicht darum, sich zu verstellen. Es geht darum, andere zu respektieren. Um an diesen Punkt zu kommen, muss man ein paar Tricks beherrschen. Wir möchten dir dabei helfen, die Zeit enorm zu verkürzen, die man braucht, um dieses Material im richtigen Leben anwenden zu können.

Bei der Umsetzung dieser Techniken kommt es entscheidend auf deine Einstellung an. Wir definieren „Einstellung" als die Überzeugung oder Denkweise, die dein Verhalten und/oder deine Ansichten bestimmt. Wenn deine Einstellung ist, dass du alle gleichbehandelst, dann bestimmt das dein Verhalten. Und du erreichst genau das – du behandelst alle gleich. Wenn deine Einstellung aber ist, dass du die Stile anderer respektierst, während du mit ihnen zusammenarbeitest, dann beeinflusst das dein Verhalten ebenfalls UND es wird für bessere Resultate sorgen!

Es ist gleich, ob du schon seit Jahren mit Verhaltensstilen zu tun hast, ob du einen Test gemacht hast oder ob du dieses Buch liest und zum ersten Mal mit Verhaltensstilen konfrontiert bist: Du hast jetzt eine Einstellung oder eine Überzeugung, was Verhaltensstile angeht. Nimm dir einen Moment Zeit und beschreibe hier, was deine derzeitige Einstellung bezüglich Verhaltensstilen ist.

Möglicherweise bist du von der Menge an Informationen überfordert oder du denkst, dass das supereinfach ist. Vielleicht zögerst du noch, dieses Material zu verwenden oder du stehst schon seit Kapitel 5 in den Startlöchern. Wo auch immer du dich befindest, ist dein Ausgangspunkt. Schreib bitte so anschaulich wie möglich. Wir können dann zusammen etwas daraus machen.

Meine aktuelle Einstellung ist

Du weißt jetzt, was dein Ausgangspunkt ist. Als nächstes möchten wir, dass du aufschreibst, welche Einstellung du in der Zukunft haben willst:

Ist der Ausdruck „unbewusste Kompetenz“ bei dir aufgetaucht? Oder möchtest du vielleicht „bewusster sein und die Stile anderer Leute respektieren“? Egal, wo du dich befindest und wohin du dich entwickeln willst: wir zeigen dir jetzt, wie du dich auf den Weg der Anpassung an die Stile anderer Leute machen kannst ohne dabei unehrlich zu sein.

Lass uns hier ein wenig tiefer gehen, da es mehrere Unterpunkte zum Thema Einstellung gibt, die wir besprechen wollen. Der erste ist Bewusstsein.

Bewusstsein ist das Wissen über etwas, was man durch eigene Beobachtung oder Informationen darüber erworben hat. Beispielsweise hast du bereits über hundert Seiten Wissen über Verhaltensstile gelesen UND du hast schon dein ganzes Leben lang die Verhaltensstile von Menschen beobachtet.

Du bist dir also durchaus bewusst, dass sie existieren und dir in deinen Beziehungen helfen oder sie behindern können! Du hast also bereits ein Bewusstsein dafür. Wie beantwortest du allerdings die Frage: *„Wendest du dein Bewusstsein auf deine täglichen Aktivitäten mit anderen an?“*

Wir hören nämlich seit Jahren: *„Oh ja, das weiß ich schon“* oder *„Das habe ich schon vor Jahren gehört.“* Aber das bedeutet nicht, dass diese Personen ihr Wissen in ihrem täglichen Leben anwenden. Aus irgendeinem Grund neigen Menschen dazu, Verhaltensstile nur in bestimmten Situationen zu verwenden.

Wenn du im Kontext deiner Arbeit etwas über sie gelernt hast, dann verwendest du sie vielleicht bei der Arbeit, aber nicht zu Hause. Oder du hast bei einer Arbeitsstelle etwas über sie gelernt, nimmst dieses Wissen aber nicht zur nächsten Arbeitsstelle mit. Wir finden das sehr seltsam. Menschen sind überall, im Büro, zu Hause, im Einkaufszentrum, auf dem Golfplatz, auf der Benefiz-Veranstaltung. Kannst du dein Wissen über Verhaltensstile nicht überall dort anwenden, wo Leute sind? Wir finden schon!

Wann immer du dir der Verhaltensstile bewusst bist und dich unter Menschen aufhältst, kannst du dieses Material verwenden. So könnte das im wirklichen Leben aussehen:

Dawns Geschichte | Der Millionär und sein Stil

Es ist schon eine Weile her... Ich arbeitete mit meinem Mentor, nennen wir ihn Josh, und wir hatten ein 30-minütiges Telefonat geplant. Ich rief pünktlich an und fragte, wie es seiner Frau geht … wie es seinen vier Kindern in der Schule und im Sport geht … und ich fragte sogar, was sie am Wochenende gemacht haben. Schließlich, 10 Minuten später, begann ich über den Zweck des Anrufs zu sprechen. Ich war nicht wirklich gut vorbereitet und meine Fragen gingen ein bisschen hin und her und waren nicht sehr gut strukturiert.

Ich legte nach diesem Gespräch mit dem Multimillionär den Hörer auf und fühlte mich miserabel. Ich hatte das Gefühl, ich hätte seine Zeit verschwendet und, was wichtiger ist, dass wir nicht richtig zueinander gefunden hatten. Dann fragte ich mich: „Wie hätte ich das besser machen können, damit er weiterhin mein Mentor bleiben will?" Ich dachte über seinen Verhaltensstil nach, und unser nächstes Telefongespräch klang dann so:

„Hallo Josh, ich habe sieben gründlich vorbereitete Fragen an Sie. Das sollte etwa 20 Minuten in Anspruch nehmen. Wäre Ihnen das recht?"
Er sagte, und ich zitiere: *„Schießen Sie los!"*

Auwei, dachte ich, gut, Frage Nummer eins … er beantwortete sie. Frage Nummer zwei … er beantwortete sie. Und so weiter. Als ich mit der siebten Frage fertig war, fragte er mich, ob ich weitere Fragen hätte. Ich verneinte, und er sagte: *„Ein großartiger Anruf. Wir sprechen uns nächste Woche wieder!"*

So ging das drei Telefongespräche lang weiter, und dann geschah etwas Lustiges. Er rief mich an einem Tag einfach mal so an und sagte: *„Ich wollte Ihnen nur sagen, dass ich die Mentorengespräche wirklich gut fand, und ob es noch andere Dinge gibt, bei denen Sie Hilfe brauchen."* Wow, dachte ich, ein Multimillionär ruft mich an und will mir helfen!

Noch Monate danach rief er mich regelmäßig während der Woche zusätzlich zu unseren geplanten Telefongesprächen an. Jahre später fragte ich ihn, warum er das getan hatte. Er sagte: *„Sie waren die einzige Person, die ich betreut hatte, die mich verstand und mich behandelte, wie ich gern behandelt werden will. Es war einfach angenehmer, mit Ihnen zu arbeiten, als mit allen anderen zusammen!"*

Es ist eine Win-Win-Situation. Er hatte mehr Freude am Mentoring. Ich hatte eine unglaublich tolle Mentorenerfahrung und lernte jede Menge von diesem Mann. Alles nur, weil ich bei unseren wöchentlichen Telefonaten Verhaltensstile angewendet und seinen Stil respektiert habe!

Wie hängt Dawns Geschichte nun mit Bewusstsein zusammen? Naja, wenn du zurückdenkst, so ist sie es im ersten Gespräch nicht optimal angegangen. Aber sie hat auch gemerkt, dass das Gespräch nicht sehr gut gelaufen war. Das ist Bewusstsein. Ihr wurde bewusst, dass etwas zwischen ihr und ihrem Gesprächspartner nicht funktionierte. Sie führte sich dann die Verhaltensstile vor Augen, um zu sehen, ob sie auf seinen Stil besser hätte eingehen können. Und das Ergebnis? Naja, hättest du nicht auch gern, dass ein Multimillionär dich wöchentlich anruft, um dir beruflich weiterzuhelfen?

Wie kannst du dein Bewusstsein entwickeln? Wirf einen Blick in deinen Kalender und gehe ein oder zwei Monate zurück. Sieh nach, mit wem du Termine hattest und erinnere dich daran, wie diese Termine liefen. Hast du dich gut gefühlt, warst du dir nicht sicher, liefen die Termine aus dem Ruder oder liefen sie fantastisch?

Wenn du Termine im Nachhinein Revue passieren lässt, dann entwickle dein Bewusstsein. Du kannst auch dafür ein Bewusstsein entwickeln, ob ein Gespräch gerade gut läuft. Wenn dein Bewusstsein für dich und andere hoch entwickelt ist, dann kannst du dich relativ schnell anpassen.

Ich habe das ‚Raum voller Empfehlungen'™-Seminar in den letzten Jahren mehrfach besucht. Ich dachte, dass sich so nur meine Beziehungen zu meinen Kunden verbessern würden. ICH HABE MICH GEIRRT.

„Es hat mir mit meinen Beziehungen zu meinen Kunden/meiner Familie/meinen Mitarbeitern/meinen Kindern geholfen.... und vor allem bei der Liebe meines Lebens. Es hat mir gezeigt, wie man mit denen interagieren kann, die ich jeden Tag sehe und mit denen ich täglich spreche.

Je öfter ich den Kurs besuche, desto besser sind meine Kommunikationsfähigkeiten. Man geht auch nicht nur einmal ins Sportstudio und hat dann ein Ergebnis. Man geht auch zum ‚Raum voller Empfehlungen'™-Seminar nicht nur einmal. Weiterbildung ist der Schlüssel zum Erfolg und ‚Raum voller Empfehlungen' ist der Schlüssel zum Erfolg in Ihrem Leben durch gute Kommunikation generell.

Jay A. Zemansky | Sadler & Co. Inc. | Kentfield, CA www.sadlerinc.com

Unser bester Vorschlag ist, darauf zu achten, wie die andere Person auf dich reagiert. Stell klärende Fragen und versuche, ihren Verhaltensstil zu erkennen, damit du ihre Sprache sprichst und sie so behandeln kannst, wie sie behandelt werden will.

Der nächste Punkt ist die Absicht. Absichten sind sehr wichtig. Es ist dein Ziel, dein Sinn und Zweck. Wenn deine Absicht im Leben ist, andere mit Respekt, Achtung und Integrität zu behandeln, dann weiter so! Du befindest dich auf dem richtigen Weg und dein Wissen über Verhaltensstile wird deine Absicht unterstützen.

Wenn du allerdings beabsichtigst, dieses Material zu verwenden, um Menschen zu täuschen, zu behindern oder zu manipulieren, dann bedauern wir es, dich mit diesem Wissen ausgestattet zu haben. Allerdings glauben wir auch, dass man Sturm erntet, wenn man Wind sät. Dies nur als Warnung!

Dawns Geschichte | Jack der Go-Getter

Ich werde das nie vergessen! Ich habe an der Ostküste der USA (ich bin absichtlich vage) einen Vortrag gehalten und mir wurde gesagt, dass sich im Raum ein Experte für DiSG® Tests für Unternehmer befände. Ich stand vor 150 Leuten und habe während meiner ganzen Präsentation „Jack" als jemanden angepriesen, mit dem die Leute im Publikum nach dem Programm sprechen sollten, falls sie in dieser Gegend Hilfe von einem DiSG®-Experten bräuchten. Ich habe Jacks Namen bestimmt 15 Mal in der Präsentation erwähnt.

Gegen Ende meiner Präsentation sagte ich noch einmal, dass Jack für weitere Informationen oder einen DiSG®-Test in der Gegend zur Verfügung stünde. Zu meinem Erstaunen stand Jack auf, winkte allen im Publikum zu und kam zur Vorderseite des Raums. Er nahm mir das Mikrofon aus der Hand und legte los: er könne mit den Anwesenden zusammenarbeiten ... er hätte in dem Bereich schon 20 Jahre (also länger als ich) gearbeitet ... er nannte seine Beratungspreise... er sagte, dass Leute ihn hinterher ansprechen sollten … usw. usw.

Er muss um die drei Minuten gesprochen haben, was eine lange Zeit ist, wenn man bedenkt, dass ich ihn nicht einmal aufgefordert hatte, aufzustehen. Habe ich schon erwähnt, dass er mir das Mikrofon direkt aus der Hand nahm?

Jack war kein Sponsor der Veranstaltung. Alle meine positiven Bemerkungen über ihn waren gratis und umsonst. Ich hatte ihm keine Redezeit in meiner Präsentation eingeräumt. Und ich hatte ihn bestimmt nicht darum gebeten, meine Schlussbemerkungen zu unterbrechen, so dass er sein eigenes Unternehmen anpreisen konnte und sein Möglichstes versuchen konnte, das Publikum dazu zu bringen, einen Test bei ihm zu machen.

Nun rate einmal, welchen Verhaltensstil Jack hatte. Genau, er war ein Go-Getter. Aber nicht nur ein Go-Getter, sondern ein Go-Getter mit der falschen Einstellung. Anstatt dankbar dafür zu sein, dass ich mich freiwillig für ihn eingesetzt hatte, entschied er sich dafür, auf die Bühne zu kommen und sich selbst in den Mittelpunkt zu stellen.
Das Interessanteste war, dass nicht weniger als 20 Leute danach zu mir kamen und sagten, dass sie erwogen hatten, den DiSG®-Test zu machen, dass sie aber sein Auftreten und seine aggressive Verkaufsstrategie nicht schätzten. „Kennen Sie jemanden anderen, der diese Tests auch durchführt?“

Denke nur an all die Kunden, die er in diesem Augenblick verloren hatte. Was waren seine Absichten? Wir werden es nie mit Sicherheit wissen, aber wie viele von euch hätten den Mut, das Mikrofon aus den Händen der offiziellen Sprecherin zu nehmen, und das vor 150 Leuten?

Für andere agieren

Ein anderer wichtiger Faktor, den du vielleicht bisher noch nicht bedacht hast, ist deine Rolle als Dienstleister. Anderen zu dienen ist ein Privileg. Wenn du dich in dieser Rolle siehst, dann möchtest du anderen helfen, siehst das Beste in ihnen und unterstützt sie aus ganzem Herzen.

Wenn du andere Menschen ihrem Verhaltensstil entsprechend behandelst und sie privilegiert behandelst, dann wirst du sehen, wie schön die Reaktionen dieser Menschen sind. Du bist vielleicht die einzige Person in diesem Gespräch, die über dieses Wissen verfügt. Es liegt also in deiner Verantwortung, anderen bedacht mit diesem Wissen zu begegnen und sie über deine eigenen Bedürfnisse zu stellen.

”

Anderen zu dienen ist ein Privileg

Frederiks Erfahrung aus dem Improvisations-theater

Als Schauspieler für Improvisationstheater habe ich in den letzten Jahren viele Fortbildungen und Seminare besucht. Ich durfte am Lee Strasberg Theatre and Film Institute in New York mit renommierten Schauspiellehrern arbeiten, bei Susan Batson (Schauspiellehrerin von u.a. Tom Cruise, Nicole Kidman und Juliette Binoche) in New York trainieren und habe mich über die Jahre immer mit Theatertechniken als Kommunikationstechniken beschäftigt.

Im Improvisationstheater entstehen Theaterszenen, Geschichten, Lieder oder Gedichte aus dem Moment im Zusammenspiel mehrerer Schauspieler, der Lichtregie und den Musikern.

Da niemand vorher weiß, was passiert, gilt es, besonders aufmerksam, besonders bewusst zuzuhören und zu kommunizieren. Und es gibt ein wichtiges Credo in der Improvisation, es lautet „Let your partner shine" – „Lass deinen Partner gut aussehen".

Wenn sich jeder darum bemüht, den anderen gut aussehen zu lassen, sehen alle gut aus. Und das gilt in der Kommunikation genauso wie im Geschäftsleben und beim Netzwerken. Bemühe dich ein wenig, deinen Partner gut aussehen zu lassen, dann siehst du auch gut aus und alle haben eine bessere Zeit miteinander.

Mehr dazu auch in Frederiks Hörbuch „ImproPower. Die Kraft der Improvisation in Alltag und Beruf" unter **www.frederik-malsy.com/impropower**

Hier ist eine weitere wahre Geschichte von Dawn:

Dawns Geschichte | Das Gala-Dinner

Als ich auf meinem Weg nach San Francisco noch etwa 10 Minuten von der Golden Gate Bridge entfernt war, rief mich mein (jetzt Ex-) Mann an und sagte: „Hey, ich habe Karten für eine Gala-Veranstaltung heute Abend. Da gehen wir hin!"
Nach einem kurzen Blick auf mein Outfit (Jeans und Pullover) sagte ich ihm: *„Nein, das tun wir nicht. Ich habe nichts anzuziehen."*

Er sagte: „*Ich weiß. Du hast eine Stunde Zeit, um dir bei Macy's etwas zu besorgen. Ich treffe Dich hier in einer Stunde!*"

Ich fahre also wie eine Verrückte in die Stadt. Ich lasse das Auto bei Macy's parken und steuere direkt auf die Abteilung mit der Abendgarderobe zu. Dort steht ein junges Ding mit stacheliger Frisur, einem Halsreifen und schrägen Klamotten da und telefoniert. Als ich näher komme, dreht sie mir tatsächlich den Rücken zu.

Mittlerweile bin ich auf 180. Ich weiß, dass sie sich mit ihrem Freund unterhält. Ich gehe um die Theke herum, so dass sie mich sehen kann und hebe einen Finger. Sie schaut mich angewidert an, legt das Telefon auf ihre Schulter und sagt sichtlich ungehalten: „*Kann ich Ihnen helfen?*"

Hier war meine Antwort in meiner begeistertsten und energischsten Stimmlage: „*Ich weiß, dass Sie gerade super-beschäftigt sind, aber mein Mann rief mich gerade an und sagte mir, dass wir Karten für diese große Gala-Dinner-Veranstaltung haben, und ich brauche ein wunderschönes Kleid, Schuhe, eine Handtasche, alles. Ich wette, Sie kennen den Laden in- und auswendig, und dachte mir, dass es genial wäre, wenn Sie für mich in den nächsten 30 Minuten ein komplettes Outfit zusammenstellen könnten, so dass ich bei dieser Gala-Veranstaltung fantastisch aussehe! Können Sie mir irgendwie helfen?*"

Sie legt das Telefon kurz ans Ohr und sagt „*Ich muss Schluss machen*", beendet das Gespräch und sagt: „*Das wird so viel Spaß machen. Klar helfe ich Ihnen. Gehen Sie wir!*" Wir waren in 30 Minuten fertig, inklusive Bezahlen. Jessica rief sogar den Parkservice an und brachte mich zur Eingangstür! Sie umarmte mich zum Abschied und sagte: „*Das war die beste halbe Stunde, die ich hier je erlebt habe!*"

Ich schickte ihr eine Dankeskarte und kontaktierte ihre Vorgesetzte, um ihr zu sagen, wie fantastisch Jessica mich beraten hatte.

Wie hat Dawn also versucht, sich einer anderen Person zuzuwenden? Man könnte sich auch eine Situation vorstellen, in der Dawn zur Theke kommt und mit den Fingernägeln darauf herumtrommelt um die Aufmerksamkeit der jungen Frau auf sich zu ziehen. Was wäre wohl geschehen, wenn sie sich so ausgedrückt hätte: „*Sie müssen mir helfen, ich brauche ein Kleid und ich muss in einer halben Stunde schon wieder weg sein!*" Vielleicht wäre das etwas zu aggressiv-fordernd gewesen.

Weil sie Jessicas Verhaltensstil erkannte, konnte Dawn in ihrer Sprache mit ihr sprechen, sie angemessen behandeln und dafür sorgen, dass sie sich hinterher fantastisch fühlte. Weil Dawn sich auf sie eingelassen hatte, machte Jessica eine unvergessliche Erfahrung und erlebte, in ihren Worten, die beste halbe Stunde, die sie in ihrem Job bei Macy‘s je gehabt hatte – weil sie von einer Kundin respektiert und „gesehen" wurde.

Überleg dir einmal, was du bewirken könntest, wenn eines deiner Ziele ist, dass es Menschen bei deinem Abschied besser geht als bei deiner Begrüßung. Man hört diesen Satz manchmal, wenn es sich um einen Ort, wie beispielsweise einen Campingplatz dreht: Hinterlassen Sie diesen Platz in einem besseren Zustand, als Sie ihn vorgefunden haben. Ginge das auch bei Menschen?

Man kann anderen einen wirklich wertvollen Dienst erweisen, indem man sie an erste Stelle setzt und sie damit glücklich macht. Versuche es mal! Es lohnt sich, macht Spaß, ist einfach, und man kann das Beste aus sich und aus anderen herausholen! Wir können dir versprechen, dass das Maß, wie sich dein Leben verändert, in direktem Verhältnis dazu steht, wie du auf andere zugehst.

Okay, du brauchst etwas Konkreteres? Konkret gesagt, sind dein Bewusstsein, deine Absichten und deine Fähigkeit, sich auf andere einzulassen, die besten Werkzeuge in deinem Arsenal. Aber wir haben noch einige andere Anleitungen für dich.

Platinum Rule®-Test (Platinregel-Test)

Mit unserem Platinum Rule®-Test liegst du goldrichtig. Er gibt dir nicht nur dokumentierte, glaubwürdige Informationen über deinen eigenen Verhaltensstil, du kannst dich auch von bis zu 100 anderen Leuten einschätzen lassen und ihre Sichtweise auf dich graphisch darstellen lassen.

Das kann unheimlich aufschlussreich sein. Du wirkst vielleicht anders auf andere Menschen als auf dich selbst. Zu wissen, welchem Stil dich deine Familie, Mitarbeiter oder Freunde zuordnen, kann dir dabei helfen, die Qualität deiner Beziehungen besser einzuschätzen. Tony nennt diesen Aspekt des Platinum Rule®-Tests die Rundumansicht. Es ist eine vollständige 360-Grad-Ansicht, wie andere dich wahrnehmen.

Passt du dich in bestimmten Situationen unbewusst an und weißt es gar nicht? Hast du von dir ein anderes Bild als es andere haben, vielleicht aufgrund von bestimmten Belastungen, Chefs, oder einfach, weil du bestimmte Arbeitsaufgaben erledigen musst?

Der 27-seitige Bericht, den du erhältst, basiert auf deiner einzigartigen Mischung aus allen vier Stilen. Es gibt Zehntausende von Kombinationen, und dieser Bericht ist genau auf deine Stilmischung ausgerichtet. Außerdem bestehen die letzten Seiten des Berichts aus „Spickzetteln". Es handelt sich dabei um ganz kurze Gedächtnisstützen.

Wenn du eine Promoterin bist und du eine Nurturin triffst, dann möchtest du vielleicht kurz vorher dein Gedächtnis auffrischen, wie man sie am besten behandelt? So etwas liefert dein Bericht. Wenn du eine Person bist, die ein hohes Tempo vorlegt, dann möchtest du vielleicht ein paar Optionen bei der Hand haben, wie du dich an langsamere Menschen anpassen kannst? Das alles ist im Handumdrehen mit deinem Bericht verfügbar.

Viele unserer Kunden kopieren sich die letzten Seiten des Berichts, laminieren sie und bewahren sie in einem Notizbuch auf, das sie immer bei sich haben. Auf diese Weise können sie sich daran erinnern, wie man mit bestimmten Personen arbeiten sollte, wenn sie in ein Meeting mit einem neu vermittelten Interessenten gehen.

Es gibt außerdem noch weitere spezifische Empfehlungsprozesse, über die du bestimmt gern weitere Informationen hättest. Möchtest du beispielsweise wissen, wie man mit einem Interessenten spricht, den du an jemanden in deinem Empfehlungsnetzwerk vermitteln willst?

Du wolltest den Platinum Rule®-Test vielleicht noch nicht gleich zu Beginn des Buches machen. Aber nachdem du all diese Informationen verinnerlicht hast, hoffen wir, dass du erkennst, wie wertvoll Selbsterkenntnis sein kann. Nur wenn man sich selbst in vollem Umfang versteht, kann ein Verständnis anderer in Fleisch und Blut übergehen. Wir empfehlen dir, den Test jetzt zu machen. Schau dazu gerne auf **www.ein-raum-voller-empfehlungen.de** nach, dort kannst Du den entsprechenden Test machen und auch ein persönliches Coaching dazu buchen.

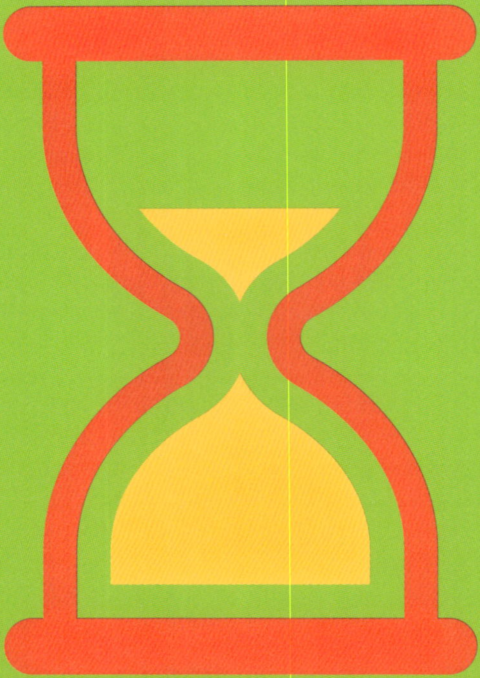

Kapitel 15
Langfristige Empfehlungsbeziehungen aufbauen

Das Leben ist manchmal komisch. Wenn man zurückblickt und an all die Menschen denkt, die im Laufe der Jahre ins Leben hinein- und auch wieder herausgetreten sind, ist das ziemlich erstaunlich. Es ist fast überwältigend, sich die verschiedenen Verhaltensstile vor Augen zu führen, ihre unterschiedlichen Stärken, was man von ihnen lernen kann oder einfach nur die unterschiedlichen Ebenen der Freundschaft, die sie bieten.

Mit deinem jetzigen Wissen über Verhaltensstile kannst du erkennen, dass du vielleicht bei gewissen Dingen einen bestimmten Stil gesucht hast, der dir damit helfen konnte? Denk an das letzte Mal zurück, wo du ein offenes Ohr brauchtest. Hast du dann eine Nurturin angerufen? Und wie war das, als du jemanden brauchtest, der etwas sofort für dich erledigte? Hast du dann einen Go-Getter oder einen Examiner kontaktiert? Und was war an den Tagen, wo du einfach nur die Beine baumeln und Spaß haben wolltest? Hast du dich dann mit einer Promoterin getroffen?

Siehst du! Das Leben ist manchmal lustig. Du hast alle diese unterschiedlichen Menschentypen in deinem Leben, die dir auf unterschiedliche Weise zur Seite stehen können. Es kommt aber auch vor, dass diese Menschen dich langweilen, dass du dich über sie ärgerst, dass du ungeduldig wirst oder frustriert bist. Andere haben eben auch Stärken und Schwächen. Wir denken, dass du die Qualitäten anderer eher für dich nutzbar machen kannst, wenn du lernst, deren Stärken aber auch deren Schwächen zu respektieren.

Mach nun eine weitere Übung. Sie gehört zu dem Prozess, mit dem man dieses Material gründlicher verinnerlicht, die Vielschichtigkeit von Menschen besser versteht und wie man mit ihnen umgehen sollte. Diese Übung könnte sich als entscheidend dafür herausstellen, wie du andere behandelst, wie du mit ihnen arbeitest, wie du sie siehst und wie du sie respektierst. Selbst wenn du keine der anderen Übungen gemacht hast, BITTE mach diese!

Die Übung heißt „von Wahrnehmung zu Respekt". Wir möchten, dass du fünf Dinge oder Eigenschaften über jeden der Verhaltensstile aufschreibst, die dich stören. Vielleicht stellen Examiner für deinen Geschmack zu viele Fragen oder du denkst, dass Nurturer übermäßig empfindlich sind. Vielleicht findest du, dass die Promoter viel zu hibbelig sind, während die Go-Getter einfach zu viel verlangen.

Was immer dich an jedem Stil nervt, schreib es hier auf. Dabei geht es auch um deinen eigenen Stil! So nimmst du die Stile derzeit wahr:

Was mich an jedem Stil nervt.

Bitte liste jetzt die fünf Dinge auf, die dich frustrieren oder ärgern.

Go-Getter

1

2

3

4

5

Promoter

1

2

3

4

5

Nurturer

1

2

3

4

5

Examiner

1

2

3

4

5

Der nächste Schritt der Übung ist der Folgende: Schreibe jetzt auf, warum du genau diese Qualitäten an ihnen respektierst. Ja, respektierst!

Zum Beispiel …

Examiner stellen zu viele Fragen.
Ich respektiere das, weil ich einsehe, dass sie dadurch genügend Informationen einholen wollen, um eine Entscheidung treffen zu können.

Nurturer sind übermäßig empfindlich.
Ich respektiere das, weil mir bewusst ist, wie sehr sie sich um andere sorgen.

Promoter sind zu hibbelig.
Ich respektiere das, weil sie Spaß haben und das auf diese Weise mitteilen.

Go-Getter verlangen zu viel.
Ich respektiere das, weil Sie ein Ergebnis erzielen wollen.

Nimm die Übung ernst. Es ist entscheidend, dass du für dich echte Gründe findest, warum du die „nervigen" Eigenschaften anderer Stile dennoch respektieren kannst. Je mehr du andere aufgrund ihrer Eigenheiten respektierst, desto weniger werden sie dich ärgern oder frustrieren. Schreibe unten deine Antworten auf.

Wir empfehlen, dass du dir diese laut vorliest. So bist du aufmerksamer und die Sätze haben eine länger anhaltende Wirkung. Bei den Stilen, wo dir ein echter Respekt schwerfällt, solltest du unter Umständen deine Antworten mehrmals durchlesen.

Der Weg ist das Ziel!

Bitte schreibe hier deine Antwort von oben auf und vervollständige dann den Satz.

Go-Getter

1

Ich respektiere das, weil

2

Ich respektiere das, weil

3

Ich respektiere das, weil

Bitte schreiben hier deine Antwort von oben auf und vervollständige dann den Satz.

Promoter

1

Ich respektiere das, weil

2

Ich respektiere das, weil

3

Ich respektiere das, weil

Bitte schreibe hier deine Antwort von oben auf und vervollständige dann den Satz.

Nurturer

1

Ich respektiere das, weil

2

Ich respektiere das, weil

3

Ich respektiere das, weil

Bitte schreibe hier deine Antwort von oben auf und vervollständige dann den Satz.

Examiner

1

Ich respektiere das, weil

2

Ich respektiere das, weil

3

Ich respektiere das, weil

Wie hast du dich bei dieser Übung gefühlt? Hast du die Übung tatsächlich gemacht? Waren deine Gründe dafür, die anderen Stile zu respektieren, ehrlich gemeint? Hast du einen tatsächlichen Respekt für alle Stile empfunden? War es schwer, bestimmte Eigenschaften zu respektieren?

Bedenke, dass ein Bewusstsein darüber, was dich an anderen ärgert, dazugehört, wenn du Menschen verstehen willst. Andere Menschen zu respektieren, bedeutet, Respekt dafür zu entwickeln, wie sie veranlagt sind. Diese Eigenschaften sind so tief in ihnen verwurzelt, dass sie sie selbst nicht erkennen.

In der Regel kann jeder Stil die wichtigsten Eigenschaften des eigenen Stils nennen. Interessanterweise glauben sie auch, dass andere Menschen sie so sehen.

"

Der Weg ist das Ziel!

Wie wäre es mit einer Liste, wie sich jeder Stil selbst sieht und einer weiteren Liste, wie andere sie oft sehen? Würde das helfen?

Go-Getter

Du verstehst dich selbst als:

- Selbstbewusst
- Gerade heraus
- Bestimmt
- Entscheidungsfreudig
- Zielorientiert
- Stark
- Ehrgeizig

Go-Getter

Andere verstehen dich vielleicht als:

- Arrogant
- Egoistisch
- Unhöflich
- Anspruchsvoll
- Ungeduldig
- Alles beherrschend

Promoter

Du verstehst dich selbst als:

- Positiv
- Fantasievoll
- Enthusiastisch
- Optimistisch
- Lebenslustig
- Gesellig
- Spontan

Promoter

Andere verstehen dich vielleicht als:

- Unbeständig
- Leichtfertig
- Abgelenkt
- Unentschlossen
- Unfokussiert
- Oberflächlich
- Laut
- Partylöwen

Nurturer
Du verstehst dich selbst als:

- Fürsorglich
- Hilfsbereit
- Stabil
- Aufrichtig
- Geduldig
- Nett
- Kann gut zuhören

Nurturer
Andere verstehen dich vielleicht als:

- Bedürftig
- Langweilig
- Zaghaft
- Leichte Beute
- Besorgt
- Rührselig
- Langsam
- Ohne Rückgrat

Examiner
Du verstehst dich selbst als:

- Berechnend
- Ausführlich
- Einzelgängerisch
- Aufmerksam
- Effizient
- Effektiv
- Perfektionist

Examiner
Andere verstehen dich vielleicht als:

- Pingelig
- Harsch
- Streng
- Pedantisch
- Gefühllos
- Von oben herab

Verhaltensstile sind Teil der Veranlagung: wir können nicht anders. Siehst du jetzt, wie wichtig es ist, sich anzupassen?

Das hoffen wir! Es wird dir in deinen Geschäftsbeziehungen sehr weiterhelfen.

Lass uns rekapitulieren, was du mit Hilfe dieses Buches gelernt hast. Erinnerst du dich an den Test am Anfang? Schauen wir ihn uns noch einmal an und sehen wir, ob sich deine Punktzahl geändert hat.

Empfehlungsmarketing-Test unter Verwendung von Verhaltensstilen

Ich verstehe die Stärken und Schwächen aller vier Verhaltensstile.

Niedrigste 0 1 2 3 4 5 Höchste

Ich verstehe, wie mein eigener Stil sich auf meine Empfehlbarkeit auswirkt.

Niedrigste 0 1 2 3 4 5 Höchste

Ich kann die Stile meiner zehn besten Empfehler identifizieren.

Niedrigste 0 1 2 3 4 5 Höchste

Bei Networking-Veranstaltungen kann ich die vier verschiedenen Stile beobachten.

Niedrigste 0 1 2 3 4 5 Höchste

Wenn ich jemandem begegne, kann ich seine oder ihre ausgeprägtesten beiden Stile innerhalb von 20 – 30 Sekunden identifizieren.

Niedrigste 0 1 2 3 4 5 Höchste

Ich verstehe die Sprache aller vier Stilrichtungen.

Niedrigste 0 1 2 3 4 5 Höchste

Wenn ich jemanden treffe, kann ich sofort mit ihnen in ihrer Sprache ein Gespräch beginnen.

Niedrigste 0 1 2 3 4 5 Höchste

Wenn ich jemanden treffe, kann ich mein Tempo, meine Gesten und meinen Ton ändern.

Niedrigste 0 1 2 3 4 5 Höchste

Wenn ich jemandem begegne, kann ich das Gespräch so gestalten, dass der andere das Gespräch zu schätzen weiß.

Niedrigste 0 1 2 3 4 5 Höchste

Wenn ich mit Empfehlern zusammenarbeite, passe ich mich immer ihrem Stil an.

Niedrigste 0 1 2 3 4 5 Höchste

Wenn ich mit Empfehlern zusammenarbeite, weiß ich, wie sie ihrem Stil entsprechend behandelt werden möchten.

Niedrigste 0 1 2 3 4 5 Höchste

Bei der Pflege von Empfehlungsbeziehungen verwende ich ihren Verhaltensstil.

Niedrigste 0 1 2 3 4 5 Höchste

Wenn ich mit Empfehlern arbeite, lasse ich mir von ihnen den Stil der empfohlenen Interessentin beschreiben, bevor ich sie zum ersten Mal treffe.

Niedrigste 0 1 2 3 4 5 Höchste

Wenn ich mit Empfehlern arbeite, belohne ich sie je nach ihrem Verhaltensstil.

Niedrigste 0 1 2 3 4 5 Höchste

Beim Arbeiten mit Empfehlern ist mir immer bewusst, welchen Stil sie haben und wie ich diesen Stil am besten respektieren kann.

Niedrigste 0 1 2 3 4 5 Höchste

Bitte addiere deine Punkte jetzt. ______________________________

Ist deine Punktzahl diesmal höher? Ist dein Bewusstsein größer geworden? Hat sich die Anzahl der Punkte erhöht? Bist du vielleicht sogar auf eine andere Ebene gekommen?

Wenn ja, herzlichen Glückwunsch – du hast es verstanden! Wenn nicht, mach dir keine Sorgen. Es ist ein Lernprozess. Vor allem, wenn du dich zum ersten Mal mit dieser Art Material auseinandersetzt: hör nicht auf, zu lernen. Es gibt viele Lernressourcen.

Schau hier nach, wo Asentiv in deiner Gegend aktiv ist:
deutschland.asentiv.com/Asentiv.com

Oder du kannst den Platinum Rule®-Test machen, um dich selbst zuerst zu verstehen und den gesamten 27-Seiten-Bericht zu erhalten, um ihn regelmäßig konsultieren zu können (Infos unter **www.ein-raum-voller-empfehlungen.de**).

„In den abgelaufenen Jahren habe ich viele Schulungen besucht, dabei waren sehr schlechte und auch sehr gute Schulungen dabei. Es waren Workshops dabei, bei denen ich Werkzeuge erhielt, um mich besser im Berufsleben zurechtzufinden, welche, die halfen, mich stetig zu optimieren und Workshops, die für mich Zeitverschwendung waren.

Der Workshop „Raum voller Empfehlungen" aber, den ich bei Dir besucht habe, war eines der wenigen Trainings, das ich als herausragend bezeichnen kann. Die Trainingsinhalte haben mich persönlich sehr viel weitergebracht. In meinem jetzigen Berufsbild als Weinhändler habe ich sehr viel mit unterschiedlichen Menschen und Altersgruppen zu tun, die sich täglich von mir beraten lassen. Insbesondere aber auf Weinmessen und Veranstaltungen muss ich die richtige Ansprache finden, um die Menschen von meinen Weinen zu begeistern und diese erfolgreich zu verkaufen.

Nach dem Workshop „Raum voller Empfehlungen" gehe ich heute viel bewusster in eine andere Ansprache über, als ich das vorher gemacht habe. Das führt dazu, dass ich viel schneller eine Beziehung zu meinem Gegenüber aufbaue und ich somit viel schneller zu guten Ergebnissen komme.

Auf jeden Fall werde ich weitere Workshops in der nächsten Zeit von Dir besuchen und freue mich jetzt schon darauf, welche wegweisenden Inhalte noch so geboten werden. Gerne empfehle ich den Workshop an alle Unternehmerinnen und Unternehmer und alle, die intensiv mit Menschen kommunizieren. Der Workshop war jede Sekunde wert.
Sven Weisheit | Weinhändler aus Mainz | www.traubenglueck.de

Dawns Geschichte | Die drei Worte

Beim Work-Out mit meinem Trainer, dem Profi-Bodybuilder Chris Jantz, erzählte er mir einmal, dass er sich von drei Worten inspirieren lässt, wenn er für einen Wettkampf trainiert: Einfachheit, Intensität und Beharrlichkeit. Ich fand das sehr interessant, da es sich voll und ganz damit deckt, was wir euch ans Herz legen wollen.

Einfachheit

Chris sagt: *„Halten Sie die Dinge einfach, grübeln Sie nicht zu viel, die Basics reichen."* Erinnern Sie sich an Ivans Geschichte über die Trainingssprints? Sie haben sich gerade mit den Grundzügen der Verhaltensstile auseinandergesetzt. Wenn Sie dieses Wissen regelmäßig wiederholen, werden Sie bald eine Kompetenz erwerben.

Intensität

Chris spricht davon, dass man eine gewisse Intensitätslinie überschreiten muss, um Körperveränderungen zu erzielen. Intensität spielt in dreierlei Hinsicht bei Verhaltensstilen eine Rolle.

1 Die vier Stile sind in unterschiedlichen Intensitäten in jedem Individuum in der ganzen Welt präsent.

2 Je intensiver Sie von diesem Material Gebrauch machen, desto schneller können Sie Ihre Empfehlungsbeziehungen auf die nächste Ebene bringen.

3 Wir hoffen, dass Sie mental diese Intensitätslinie überschritten haben und damit eine Veränderung in Ihrer Art, mit anderen umzugehen, erwirkt haben.

Konsistenz

Im Bodybuilding bedeutet das, kleine, stetige Schritte zu machen. Mit Verhaltensstilen ist das ähnlich. Erinnerst du dich an die ‚unbewusste Kompetenz'? Konsistenz in der täglichen Verwendung dieses Materials wird dich an diesen Punkt bringen.

Kannst du die Dinge einfach halten, dich auf das Wesentliche konzentrieren, die Lernintensität, mit der du dich mit diesem Material auseinandersetzt, aufrechterhalten und dir ständig darüber bewusst sein, wie dein Verhaltensstil sich auf deine Empfehlbarkeit auswirkt? Wir hoffen es! Und du hast auch die Möglichkeit, deine Beziehungen zu verbessern.

Wenn du wie die meisten Menschen bist, möchtest du mehr darüber erfahren, warum du tust, was du tust und deine Interaktionen mit anderen verbessern. Dieses Buch hat dir einen einfachen, aber bewährten Weg gegeben, genau das zu tun! Sich selbst und die eigenen Verhaltensmuster besser zu verstehen und sich an andere so anzupassen, dass man sie so behandelt wie sie behandelt werden möchten, ist etwas, was wir alle jeden Tag schaffen können. Auf diese Weise können Begegnungen mit anderen nur positiver werden.

Wenn du die Inhalte dieses Buches beherrschst, dann kannst du selbst ein besserer Mensch werden und alle um dich herum positiv beeinflussen. Mit unserem besonderen Schwerpunkt auf Empfehlungsmarketing und Netzwerken hoffen wir, dass du siehst, dass es um dich herum von Möglichkeiten nur so wimmelt.

Ein Verhaltensstil basiert auf einem Verhaltensmuster oder wiederkehrenden Gewohnheiten, die sich daraus ergeben, wie du typischerweise mit Menschen und Situationen umgehst. So verhältst du dich, wenn du einfach nur „Du" bist.

Du kannst Menschen aber auch dadurch abstoßen, wenn du dich einfach nur normal verhältst. Warum? Hoffentlich hast du erkannt, dass ein Verhalten, das für dich normal ist, auf andere anders wirken kann, und dass dieser Unterschied schwierig sein kann.

Wenn wir wirklich mit unseren Kollegen, Freunden, Vorgesetzten, Familienmitgliedern und natürlich auch unseren Empfehlungsquellen zusammenkommen wollen, dann ist es unerlässlich, dass wir uns unserer natürlichen Verhaltensweisen bewusst werden – und der der anderen auch.

Mithilfe dieses Buches hast du gelernt, wie man die eigene Sprache, Gesten, Tonfall etc. anpasst, um sicherzustellen, dass die andere Person sich beim Gespräch wohlfühlt. Wende dieses Wissen an und ernte deinen Lohn. Wenn du das nicht tust, kann es weiterhin dazu kommen, dass du von anderen Menschen enttäuscht bist.

Menschen auf der ganzen Welt möchten starke, tiefe, persönliche Beziehungen führen. Das gehört zum Menschsein dazu. Es liegt völlig an dir, langfristige, sinnvolle Beziehungen aufzubauen. Wir hoffen, dass du Folgendes mit diesem Buch gelernt hast:

- Ein besseres Verständnis deiner Veranlagungen.
- Die Fähigkeit, die Stile anderer Menschen zu identifizieren.
- Ein starker Wunsch, andere Menschen so zu behandeln, wie sie behandelt werden möchten.
- Ein tieferes Wissen über deine Stärken und Schwächen.
- Die Fähigkeit, diese Stärken und Schwächen auch in anderen zu erkennen.
- Eine realistischere Einschätzung, wo du dich mit deinem Empfehlungsmarketing in deinem Unternehmen befindest.
- Einige neue Ideen, wie du andere motivieren kannst – mit den richtigen Absichten!
- Vier neue Sprachen, in denen du dich klar ausdrücken kannst.
- Geeignete Wege, um Termine mit neuen Kunden und sogar Empfehlungsquellen zu gewinnen.
- Ein Prozess, mit dem man proaktiv ein eigenes, vielschichtiges Netzwerk entwickeln kann.
- Neue Erkenntnisse darüber, wie du dein Netzwerk effektiver informieren kannst und zwar so, dass sie mehr über dich wissen wollen und dich besser weiterempfehlen können.
- Die richtige Einstellung und Tipps und Tricks, um sich auf natürliche Weise an andere anpassen zu können.

Und vor allem hoffen wir, dass du jetzt respektierst, dass jeder Verhaltensstil seinen Platz hat – dass er notwendig, wichtig, einflussreich, nützlich und noch viele andere Dinge mehr ist. Dein Empfehlungsmarketing hängt davon ab!

Von jetzt ab weißt du, dass es vier verschiedene Verhaltensstile gibt. Als Unternehmerin oder Unternehmer bist du häufig in deiner Gegend mit Netzwerken beschäftigt und betrittst ständig Räume voller Menschen – Räume voller Möglichkeiten und damit Räume voller Empfehlungen. Du willst mehr Geschäfte durch Empfehlungen machen und weißt jetzt, dass du das nicht auf eigene Faust machen kannst. Du benötigst ein auf dich zugeschnittenes Empfehlungsnetzwerk, dass du entwickelst, informierst und belohnst.

Jetzt, wo du dich mit Verhaltensstilen auskennst, ist deine Einstellung, dass du eigentlich immer in Räume voller Empfehlungen gehst und dass dein Erfolg dadurch bestimmt wird, wie du andere behandelst.

Wir glauben an dich und daran, dass du in dieser neuen Lebensweise aufgehen wirst und Referrals For Life®, d.h. Empfehlungen fürs Leben schaffen wirst.

Dabei wünschen wir alle dir viel Erfolg. Und stellvertretend für alle anderen Autoren darf ich dir wünschen: Bleib inspiriert und inspiriere andere. Mit den besten Empfehlungen

Dein Frederik Malsy

”

Einfachheit | Intensität | Konsistenz

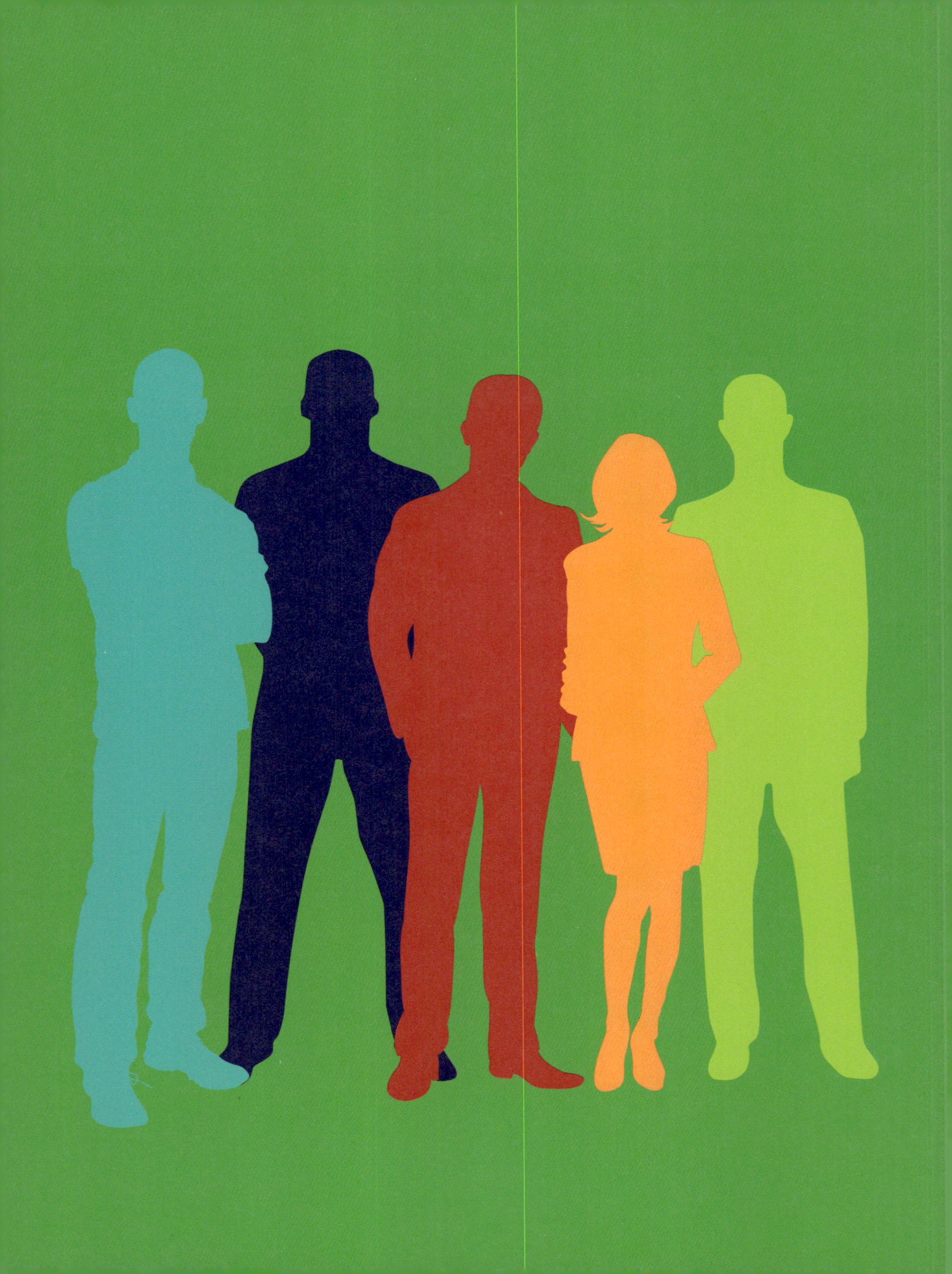

Über die Autoren

Dr. Tony Alessandra hilft Unternehmen und Verkäufern, aus Interessenten Empfehler zu machen. Sein Spezialgebiet ist, wie man eine direkte Beziehung mit Interessenten, Mitarbeitern und Verkäufern herstellt, wie man Interessenten und Kunden in Markenbotschafter verwandelt.

Dr. Alessandra hat einen unprätentiösen, jedoch akademisch geprägten Blick aufs Business. Er wuchs auf in den Wohnprojekten in New York City und behauptete sich später als Professor für Marketing, als Unternehmer, Business-Autor und Hall-of-Fame-Keynote-Speaker. Er erwarb einen BBA (Bachelor of Business Administration) an der Univ. of Notre Dame, einen MBA (Master of Business Administration) an der University of Connecticut und promovierte 1976 in Marketing an der Georgia State University.

Dr. Alessandra ist ein überaus produktiver Autor. Seine 27 Bücher sind in mehr als 50 Sprachen übersetzt worden.

Vom Meetings & Conventions Magazine als „einer der elektrisierendsten Redner Amerikas" anerkannt, wurde Dr. Alessandra 1985 in die Speakers Hall of Fame aufgenommen.

Im Jahr 2009 wurde er zur als eine der „Legends of the Speaking Profession" anerkannt; 2010, 2011 und 2012 wurde er von Speaking.com in die Top 5 der Marketing-Sprecher gewählt, im Jahr 2010 wurde er Gründungsmitglied der Sales Hall of Fame, im Jahr 2012 wurde er zu einem der Top 50 Verkaufs- und Marketing-Influencer gewählt und im gleichen Jahr auch zum Nummer Eins Top-Kommunikationsguru der Welt gewählt. Tonys geschliffener Stil, seine kraftvolle Botschaft und seine erwiesene Fähigkeit als perfekter Unternehmensstratege bringen ihm immer wieder begeisterte Kritiken ein und treue Kunden.

Tony erreichst du unter **www.alessandra.com**

Dr. Ivan Misner ist Gründer von BNI, der weltweit größten Business-Netzwerk-Organisation. BNI wurde 1985 gegründet. Die Organisation hat derzeit (2018) rund 9.000 regionale Unternehmergruppen auf allen Kontinenten der Welt. Allein im Jahr 2017 generierten Unternehmerinnen und Unternehmer durch BNI 9,8 Millionen Empfehlungen, was für seine Mitglieder einen Umsatz von 12 Milliarden US-Dollar bedeutete. Allein im deutschsprachigen Raum erwirtschafteten Unternehmerinnen und Unternehmer in lokalen Unternehmergruppen fast 1 Milliarde Euro Umsatz in 2017.

Ivan hat an der University of Southern California promoviert. Er ist ein Bestsellerautor der New York Times, der 16 Bücher geschrieben hat, darunter seinen neuesten Bestseller über „Gender", geschrieben mit Hazel M. Walker und Frank J. DeRafaelle Jr., „Business Netzworking and Sex (not what you think)."

Er ist ein monatlicher Kolumnist für Entrepreneur.com und Fox Business News und hat an mehreren Universitäten in den USA Betriebswirtschaft gelehrt. Darüber hinaus ist er Senior Partner bei Asentiv – einem Empfehlungs-Schulungsunternehmen mit Trainern auf der ganzen Welt.

Von CNN „Vater des modernen Netzwerkens" und von der Zeitschrift Entrepreneur „Networking Guru" genannt, gilt Ivan Misner als einer der weltweit führenden Experten für Unternehmens-Netzwerken und war Keynote-Speaker bei Großunternehmen und Unternehmensvereinigungen in der ganzen Welt. Er wurde in der L.A. Times, dem Wall Street Journal und der New York Times sowie in zahlreichen TV- und Radiosendungen wie CNN, CNBC, der BBC und der Today Show auf NBC vorgestellt.

Ivan ist Mitglied des Trägerausschusses der University of La Verne. Er ist auch Gründer der BNI-Stiftung und wurde kürzlich vom Roten Kreuz zum „Humanitarian of the Year“ ernannt. Er ist verheiratet und lebt mit seiner Frau Elisabeth (Beth) in Austin, Texas. Sie haben drei erwachsene Kinder.

Anfang der 1980er Jahre gründete er eine Unternehmensberatungskanzlei in Südkalifornien. Das Problem, das immer wieder auftauchte, war: „Wie führt und motiviert man Mitarbeiter?“ Was er in dieser Zeit gelernt hat, war, dass man Menschen nicht motivieren kann. In Wahrheit müssen sie sich selbst motivieren. Ein Geschäftsführer kann aber eine Umgebung zur Verfügung stellen, die der Motivation förderlich ist.

Die nächste Frage war: „Wie stellt man das an?“ Ivan glaubte, dass die Antwort im Bereich des besseren Verständnisses der Mitarbeiter lag. Und der effektivste Weg, das zu tun, war, ein Gefühl für Ihre Verhaltensstile zu bekommen. So durchlief er ein über 40-stündiges Zertifizierungsprogramm der Firma J. P. Cleaver, um ihr Verhaltenssystem zu erlernen, und nutzte das nächste Jahrzehnt lang dieses System als Grundlage für seine Arbeit mit vielen Unternehmen.

Um Dr. Ivan Misner zu kontaktieren, besuche bitte **www.IvanMisner.com**

Dawn Lyons hat über 30 Jahre damit verbracht, Wissen über verschiedene Verhaltensstile zu erwerben, sie zu verstehen und sie in ihrem täglichen Leben zu verwenden. Dawn nahm im Dezember 1988 an einem Seminar teil, das eine kurze Beschreibung der verschiedenen Verhaltensstile enthielt. Bereits im Alter von 18 Jahren realisierte sie, wie wichtig diese Information sein könnte, und sie verschrieb sich dem Ziel, dieses Wissen zu erwerben.

Seitdem hat Dawn in Irland, Deutschland, im Vereinigten Königreich, in Australien, Schweden, Italien, vielen weiteren europäischen Ländern und in den gesamten Vereinigten Staaten Vorträge für Großveranstaltungen von mehr als 500 Personen gehalten. Dawn ist Co-Autorin des New York Times-Bestsellers „Masters of Sales“, das beschreibt, wie man Verhaltensstile verwendet, um angemessen zu verkaufen.

Im Jahr 2000 wurde Dawn eine BNI-Franchisenehmerin und begann, mit Geschäftsinhabern und Unternehmern zu arbeiten. Im Mai 2004 verwies Ivan sie an Asentiv, um Franchisenehmerin in der San Francisco Bay Area zu werden. Im November 2004 war sie die Hauptrednerin der BNI International Conference mit mehr als 500 Teilnehmern aus über 20 verschiedenen Ländern.

Nachdem Dawn die Keynote-Präsentation gehalten hatte, ging sie zu Mike Macedonio, dem Präsidenten von Asentiv, und schlug vor, ein Trainingsprogramm für Verhaltensstile anzubieten.

Als zertifizierte DiSG®-Trainerin hat sie selbst ein dreieinhalbstündiges Programm namens „Room Full of Referrals®" (Raum voller Empfehlungen) entwickelt, das sich völlig darauf konzentriert, wie Ihr Verhaltensstil Ihre Empfehlbarkeit beeinflusst. „Room Full of Referrals®" wird derzeit in dutzenden verschiedenen Ländern für Tausende von Geschäftsinhabern gehalten.

Dieses Buch basiert auf diesem Programm und ist der ideale Einstieg, um etwas über Verhaltensstile zu lernen, oder auch eine gute Vertiefung, falls du in deiner Gegend ein „Room Full of Referrals®"-Seminar besucht hast. Seit 2006 ist Dawn Vice President und Partner bei Asentiv. Dawn hat über 30 Jahre Erfahrung in der Schulung von Tausenden von Teilnehmern. Ihre Expertise liegt darin, die verschiedenen Stile zu identifizieren und die eigene Sprechgeschwindigkeit, den Augenkontakt, die Körperhaltung, die Gesten und sogar die eigene Sprache anzupassen.

Dawn ist ebenfalls Asentiv-Franchisenehmerin in der San Francisco Bay Area, wo sie sich der Schulung örtlicher Geschäftsführer mit Asentiv-Seminaren und persönlicher Beratung widmet.

Ihre Leidenschaft liegt jedoch im „Room Full of Referrals®"-Programm, da sie glaubt, dass mehr Menschen verstehen müssen, wie ihr Verhaltensstil sich zum Guten (und nicht so Guten) auf ihre Empfehlbarkeit auswirkt. Ihr Wunsch ist es, dass die Menschen dieses Material wirklich meistern.

Du erreichst Dawn unter **www.asentiv.com**

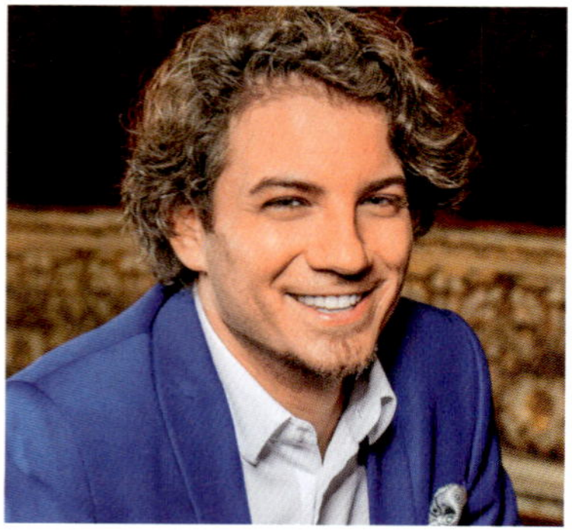

Frederik Malsy nahm 2010 zum ersten Mal an einem BNI-Frühstück teil. Bis dahin war Netzwerken für ihn ein Buch mit sieben Siegeln. Als Schauspieler für Improvisations- und Unternehmenstheater und Speaker für Firmen in Veränderungsprozessen, ist er seit vielen Jahren selbständig in einem sehr erklärungsbedürftigen Umfeld, in dem Geschäft fast ausschließlich über Empfehlungen entsteht.

Den Ansatz, Empfehlungen planbar und regelmäßig mit Unternehmern auszutauschen, die einander vertrauen und verstehen, hat er gleich verinnerlicht. Dieser Ansatz übte auf Frederik eine so große Faszination aus, dass er 2011 seine erste BNI-Unternehmergruppe gründete und 2012 dann voll in die Verantwortung eines BNI-Franchises einstieg (**www.bni-wiesbaden.de**). Als Vortragsredner gewann Frederik 2015 den Speaker-Slam in New York und baute seine internationale Vortragstätigkeit weiter aus. 2016 holte er sich seinen guten Freund und Geschäftspartner Nicolai Lennartz in die BNI-Geschäftsführung dazu, um in der Operativen auch Zeit für seine Vortrags- und Trainingstätigkeit zu haben sowie die BNI-Region optimal entwickeln zu können. Die BNI-Region Wiesbaden/Mainz ist beispielgebend und gehört seit vielen Jahren zu den führenden und mehrfach national und international ausgezeichneten BNI-Regionen im deutschsprachigen Raum.

Das Thema „Verhaltensstile in der Kommunikation" beschäftigt ihn seit vielen Jahren. Nachdem er an einem Asentiv-Training teilnahm und die Inhalte konsequent umsetzte, konnte er die Anzahl seiner Empfehlungen, die er gegeben und die er bekommen hat, mehr als vervierfachen. Das „Certified Networker Program" ist seit 2017 fester Bestandteil seines Trainings-Portfolios und hat bei zahlreichen Unternehmern beachtliche Erfolge verzeichnet. Unternehmer, die mit den Methoden des „Certified Networker Program" arbeiten und die Plattform BNI nutzen sind nahezu unschlagbar, was ihren Erfolg im Empfehlungsmarketing angeht. Neben seinen Bestseller-Hörbüchern „ImproPower. Die Kraft der Improvisation in Alltag und Beruf" sowie „Transforming Business into Magic Moments – Inspirationen I" erschienen zahlreiche Aufsätze und Artikel in Fachzeitschriften und 2018 dann dieses Buch sowie „Der Empfehlungsmagnet. Das System, mit dem du planbar und regelmäßig die Wunschkunden anziehst, die du wirklich willst". Die Veranstaltungsreihe „Empfehlungsoffensive" (**www.empfehlungsoffensive.com**) inspiriert Unternehmerinnen und Unternehmer, dank Empfehlungsmarketing noch mehr zu erreichen und außergewöhnliche Geschäfte zu realisieren sowie ein spektakuläres Leben zu leben.

Du erreichst Frederik auch unter **www.frederik-malsy.com** und
www.empfehlungsoffensive.com

Auch sein „Empfehlungsoffensive"-Podcast trägt dazu bei, das Thema „Empfehlungsmarketing" für den deutschen Mittelstand nachhaltig verfügbar zu machen.

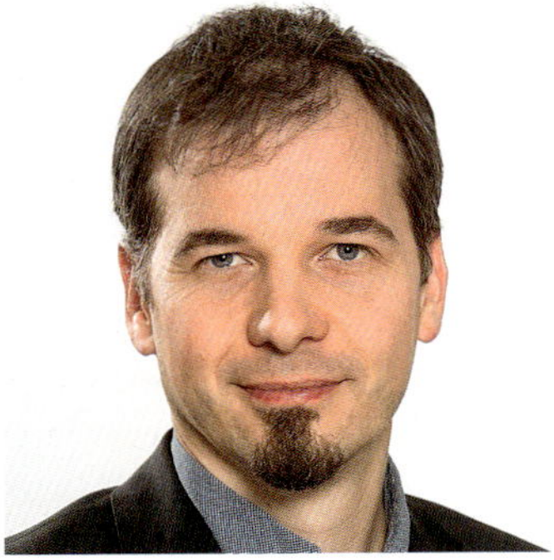

Nicolai Lennartz kam als Filialleiter der großen Buchhandels-Filiale „Hugendubel" und dank Frederiks Hartnäckigkeit zu BNI. Als er in die Regionalleitung von Hugendubel wechselte und selbst nicht mehr so regelmäßig in Wiesbaden war, sorgte er aus Überzeugung dafür, dass seine Nachfolgerin in der Filiale den Weg zu BNI fand und er selbst coachte und betreute noch zwei BNI-Unternehmergruppen, weil ihm das Konzept viele gute Kontakte brachte und er es liebt, Unternehmer nachhaltig weiterzuentwickeln. Führung und Kommunikation waren dabei sowohl bei BNI als auch bei seiner beruflichen Laufbahn bei „Hugendubel" Schlüsselfähigkeiten.

Bereits im Jahr 2012 hatte er erstmals den Gedanken, sich beruflich umzuorientieren und als Trainer und Coach die Inhalte von Asentiv, damals noch „Referral Institute" zu nutzen, um Selbständigen, Unternehmern, Freiberuflern und auch Vertrieblern zu einem florierendem Geschäft und einem spektakulären Leben zu verhelfen. Damals hat der Zeitpunkt aus verschiedenen Gründen nicht gepasst, aber den Gedanken daran hat er nie aus dem Kopf bekommen.

2016 wechselte Nicolai dann in die Selbständigkeit, verließ Hugendubel und ging Vollzeit in eine Geschäftspartnerschaft mit Frederik bei BNI Wiesbaden/Mainz (**www.bni-wiesbaden.de**) und betreut nun Hunderte Unternehmerinnen und Unternehmer dabei, mehr Umsatz durch neue Kontakte und Geschäftsempfehlungen in lokalen BNI-Unternehmergruppen zu erzielen. Der Erfolg der BNI-Region Wiesbaden/Mainz ist auch eng mit seinem Namen verknüpft.

Im Jahr 2017 entschlossen sich Nicolai und Frederik, gemeinsam die Trainings-Inhalte von Asentiv in ihrer Region anzubieten, das ergänzte das Portfolio bestens, erzielen doch gut geschulte Unternehmerinnen und Unternehmer ein Vielfaches an Geschäft im Vergleich zu im Empfehlungsmarketing nicht gut geschulten Unternehmern.

Für ihn sind die Inhalte insbesondere des „Certified Networker" Programs ebenso einfach, wie genial und unheimlich schlagkräftig. Man erkennt den wahren Grund des persönlichen Antriebs für das eigene Geschäft, lernt diesen verstehen und nutzen, um genau die Kunden anzuziehen, die man wirklich haben möchte, um genau das Geschäft zu machen und die Aufträge zu erhalten, die man sich wünscht. Eine gute Positionierung, eine klare Vision, eine Mission und viele Strategien zum Beziehungs- und Empfehlungsmanagement, zur Steigerung der eigenen Sichtbarkeit und Glaubwürdigkeit und Strategien zum Erreichen des gewünschten Zielmarkts sind wichtige Meilensteine auf dem Weg zu deutlich mehr Empfehlungen. Dabei hilft er gerne.

Asentiv®

„Unternehmertum bedeutet, ein paar Jahre deines Leben so zu leben, wie die meisten das nicht tun würden, um dann den Rest des Lebens so zu verbringen, wie die meisten das nicht können."

Unternehmer steigen ins Geschäftsleben ein, weil sie irgendwo in ihren Gedanken eine inspirierende Vision davon haben, wie ihr Leben sein wird, während sie es betreiben. Sie stellen sich vor, wie sie zusammen mit enthusiastischen, gut bezahlten und loyalen Mitarbeitern die Arbeit tun, die sie lieben. Sie verstehen sich als Vorreiter auf ihrem Gebiet, die wertvolle Beiträge in ihrer Geschäftswelt und in der Gemeinschaft, in der sie leben, leisten. Sie stellen sich vor, dass der Besitz und Betrieb dieses Unternehmens ein tolles Leben für sich selbst, ihre Familien und alle Beteiligten schaffen wird.

Das mag für manche als ein bisschen viel verlangt erscheinen, aber Unternehmer erwarten so etwas. Deshalb arbeiten sie unermüdlich, verfolgen unnachgiebig den Erfolg und geben ihre Träume nicht auf.

Deshalb gehen sie an ihre Leistungsgrenze und investieren in die geschäftliche und persönliche Entwicklung, um sich einen Vorteil gegenüber der Konkurrenz zu verschaffen. Wahre Unternehmer werden immer glauben, dass Visionen erreichbar sind und alles tun, um dorthin zu gelangen.

Asentiv wurde von 4 Unternehmern gegründet, die die gleichen Vorstellungen hatten. Wir verstehen diese Vision, weil wir sie selbst haben.

Wir können uns mit dieser Art unermüdlichen Strebens identifizieren, weil das auch unser tägliches Brot ist.

Wir können es nachempfinden, wie das ist, wenn man sich weiterentwickelt und die eigene Komfortzone verlässt, weil wir das selbst tun.

Wir wissen, dass unternehmerische Visionen erreichbar sind, weil wir sie selbst erreicht haben. Am wichtigsten ist, dass wir anderen helfen können, ihre Ziele zu erreichen, weil wir den Weg dorthin verstehen.

Heute bietet Asentiv Unternehmern das notwendige Coaching, die Beratung und das Engagement, damit jeder Unternehmer seine Vision von einem erfolgreichen Unternehmen und einem großartigen Leben verwirklichen kann.

Bitte besuche uns auf
www.deutschland.asentiv.com

BNI, die weltweit größte Business Netzwerk-Organisation, wurde 1985 von Dr. Ivan Misner gegründet, um Geschäftsleuten die Möglichkeit zu geben, Empfehlungen in einem strukturierten, professionellen Umfeld zu generieren. Die Organisation, heute das weltweit größte Empfehlungsnetzwerk, hat Tausende von Unternehmerteams mit über 230.000 Unternehmerinnen und Unternehmern in allen bewohnten Kontinenten der Welt. Seit ihrer Gründung haben die BNI-Mitglieder Millionen von Empfehlungen ausgesprochen und damit Milliarden provisionsfreies Zusatzgeschäft füreinander generiert.

Der Hauptzweck der Organisation ist es, qualifizierte Geschäftsempfehlungen an ihre Mitglieder weiterzugeben. Die Philosophie von BNI kann in zwei Worten zusammengefasst werden: Givers Gain® (deutsch: „Wer gibt, gewinnt"). Wenn du an Menschen Geschäfte vermittelst, dann werden sie dir ebenfalls Geschäfte vermitteln, wenn sie dir vertrauen und dich mögen. BNI erlaubt nur einer Person pro beruflichem Fachgebiet einem Unternehmerteam beizutreten, dadurch entsteht innerhalb einer Gruppe kein Konkurrenzkampf. Das Programm soll Geschäftsleuten helfen, langfristige Beziehungen aufzubauen und damit eine Basis für Vertrauen und unweigerlich auch Empfehlungen zu schaffen. Die Mission von BNI ist es, den Mitgliedern zu helfen, mehr Umsatz durch neue Kontakte und Geschäftsempfehlungen zu generieren und ihr Geschäft durch ein strukturiertes, positives und professionelles Mundpropaganda-Programm zu steigern, das es ihnen ermöglicht, langfristige, sinnvolle Beziehungen zu hochqualifizierten Geschäftsleuten aufzubauen.

Um ein Unternehmerteam in deiner Nähe zu besuchen, schau Dir gerne die Teams unter www.bni.de, www.bni.at und www.bni.swiss an.

Danke für Euer Vertrauen!

Dieses Buch ist, was es ist, weil es Menschen gibt, die lieben, was sie tun. Menschen, die dieses Buch zu etwas Einzigartigem gemacht haben und es als „Book Supporter" dadurch unterstützen, dass sie bereits im Vorfeld einige Exemplare geordert haben und damit einen großen Beitrag geleistet haben, dass dieses Buch das Licht der Welt erblickt.

Gold-Partnerinnen und -Partner

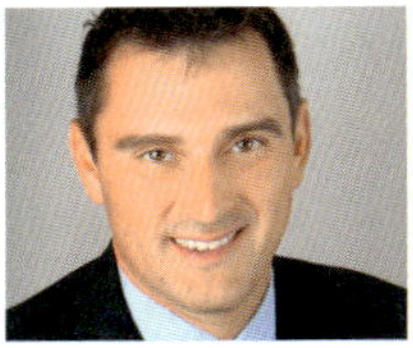

BNI Südost

Jens Fiedler
jens.fiedler@bni-so.de

americas europe africa asia australasia
BNI
WWW.BNI-SUEDOST.DE

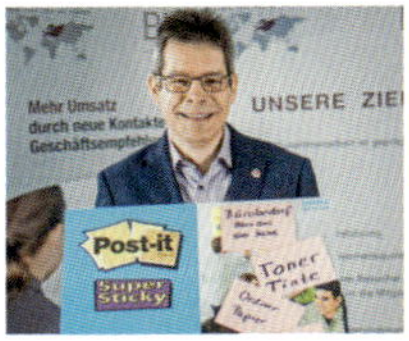

Bürofachhandel

Manfred Grommeck
amg.marketing@t-online.de

AMG
Marketing & Supplies GmbH
we make supplies easy

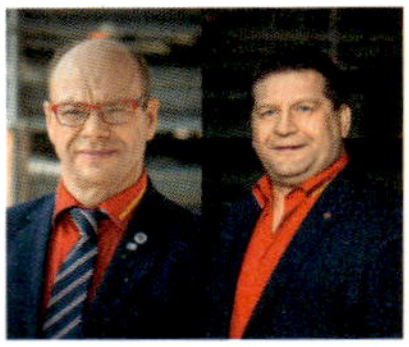

Spezialgerüstbau

Walter Stuber
stuber@spezialgeruestbau.de

GEMEINHARDT
GERÜSTBAU SERVICE

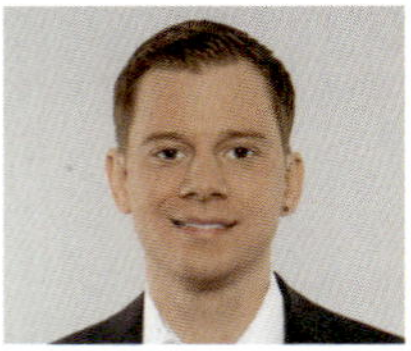

Malerfachbetrieb

Kevin Wäß
k_waess@heinrich-schmid.de

HS Heinrich Schmid

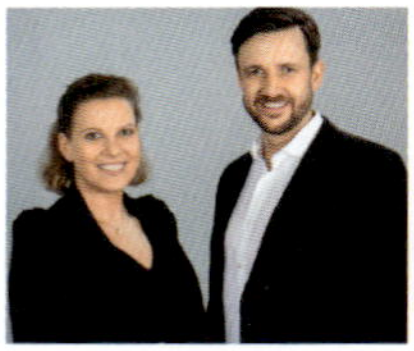

Catering und Event

Lena Weibel und Nils Pörschke
lena.weibel@martinis-catering.de

martinis
catering | event

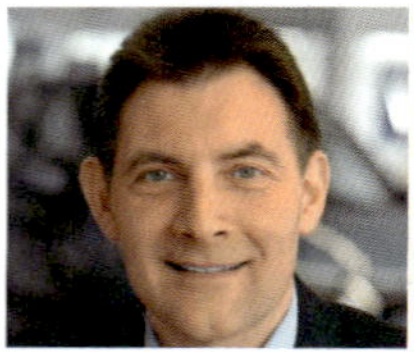

Autohaus

Gerald Weil
gerald.weil@autohaus-weil.de

Silber-Partnerinnen und -partner

Guido Augustin	ga@guidoaugustin.com
Marco Böhme	boehme@faktor-magazin.de
Michael Bühren	m.buehren@bni-nordwest.de
Alexander Feist	a.feist@eps-online.de
Björn Gwaltney	gwaltney@bestattungen-schulz-gwaltney.de
Mathias Heuberger	mh@heuberger-finanzdienste.de
Peer Hildmann	peer@hildmann24.de
Peter Leja	strategieberater@peterleja.de
Enrico Maggi + Familie	enrico.maggi@bni-tirol.at
Michael Morgott	michael.morgott@bni-munich.com
Andreas Spaett	Spaett@spaett.com
Oliver Trustaedt	otr@bni-augsburg.com
Jörg Wallbruch	info@wirtschaftsberatung-wallbruch.de

Bronze-Partnerinnen und -partner:

Kian Amin
Annette Blanche
Hans Buse
Florian Fundeis
Johannes Goering
Stephan Günther
Rolf Hempel
Bünyamin Karatay
Dennis Keller
Harald Kotterer
Gerhard Kriszt
Annette Lipfert
Annette Lüders
Thomas und Andrea Meiser
Cem Meyni
Bernd Möller
Carola Nahnsen
Lawrence Richards
Holger Schön
Mark Wagner
Andrea Weisner

Notizen

Notizen

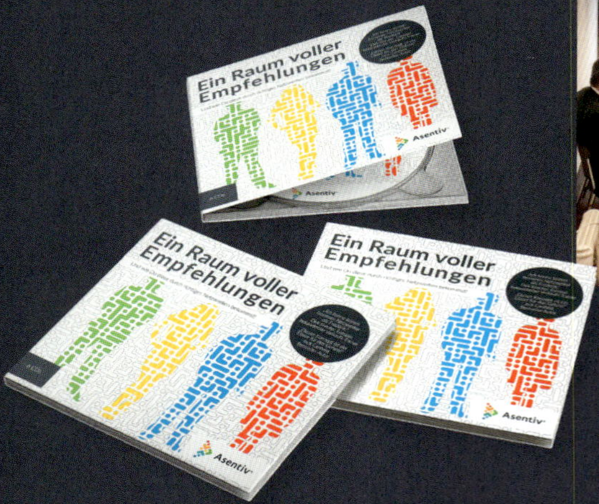

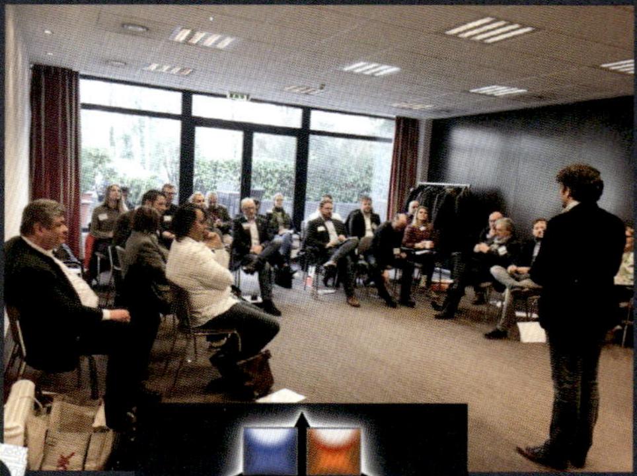

THE PLATINUM RULE

Das Hörbuch

Es gibt was auf die Ohren!
„Ein Raum voller Empfehlungen“ auch als Hörbuch erhältlich.
Beim Sport, beim Autofahren, unterwegs: Jetzt kannst du dich noch tiefer mit den Inhalten dieses Buches beschäftigen und dieses packende Hörbuch jederzeit genießen - persönlich gesprochen von Frederik Malsy

Das Seminar

Nur selbst anwenden bringt den Erfolg!
Im Seminar zum Buch und Hörbuch werden die Inhalte richtig lebendig. Sprache, Gestik, Mimik und Tonfall erlebst du nur live und die Reaktionen aller Teilnehmerinnen und Teilnehmer aus den unterschiedlichsten Verhaltensstilen zeigen dir, wie es wirklich funktioniert. Wir begleiten dich auf dem Weg zu meisterhafter Kommunikation beim Netzwerken. Jetzt im Seminar „Raum voller Empfehlungen“.

Die Platinum Rule

Mache selbst deinen Test, welchem Kommunikations- und Verhaltensstil du am ehesten entsprichst und hole dir dein persönliches Coaching für eine noch überzeugendere Wirkung beim Netzwerken

www.ein-raum-voller-empfehlungen.de

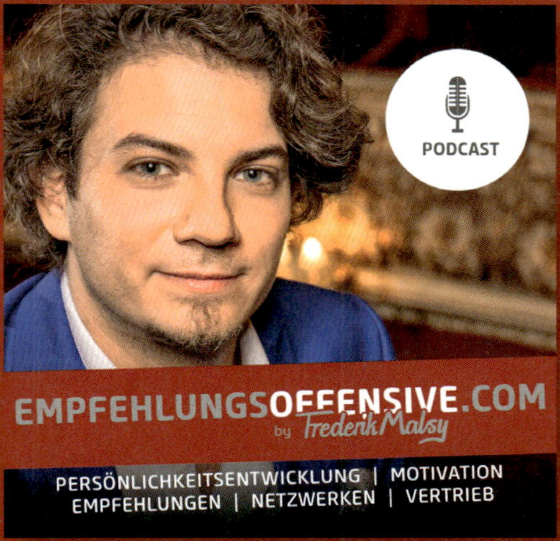

Podcast Empfehlungsoffensive.com

Unternehmerinnen und Unternehmer, Verkäufer, Vertriebler, Führungskräfte, Selbständige und alle, die noch mehr Empfehlungen zu Wunschkunden, Mitarbeitern oder Dienstleistern bekommen möchten, hören Frederik Malsys Empfehlungsoffensive.com-Podcast.

Dieser Podcast inspiriert, begeistert und bewegt. Es gibt viele Tipps und Tricks aus der Praxis, wie Du Dir ein starkes Netzwerk aufbaust, wie Du die richtigen Empfehlungen für Dich findest und natürlich gibt es viele Interviews mit spannenden, inspirierenden Persönlichkeiten. Unterhaltsame Geschichten, Tipps und Aktuelles zu den Themen Empfehlungen/Empfehlungsmarketing, Netzwerken, Vertrieb, Motivation und Persönlichkeitsentwicklung erwarten Dich.

Dieser Podcast hilft Dir dabei, noch erfolgreicher in Deinem Business zu werden, Dich stetig weiterzuentwickeln und Dir Wege aufzuzeigen, an die Du vielleicht bisher noch nicht gedacht hast.

Höre Dir jetzt den **Empfehlungsoffensive.com-Podcast** bei Itunes an!

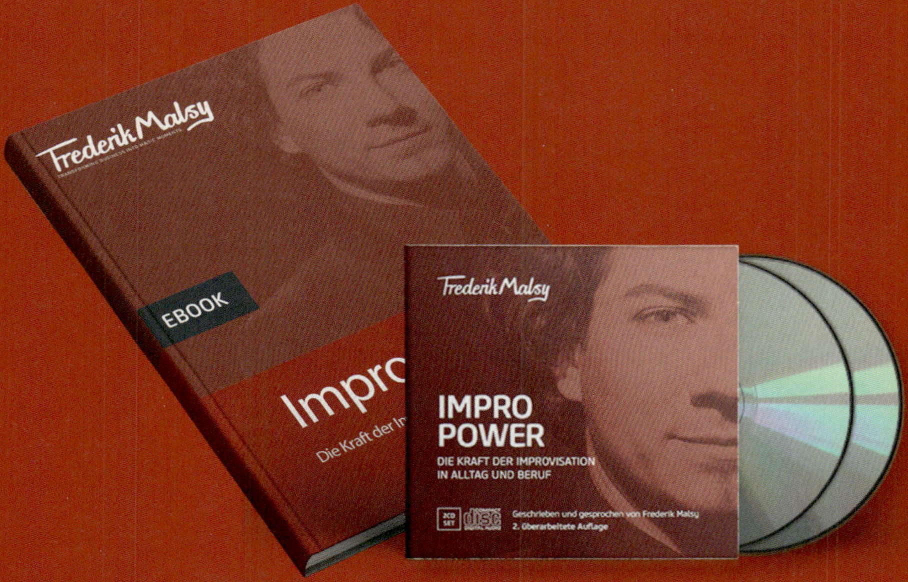
Frederik Malsy
EBOOK
Impro
Frederik Malsy
IMPRO
POWER
DIE KRAFT DER IMPROVISATION
IN ALLTAG UND BERUF
Geschrieben und gesprochen von Frederik Malsy
2. überarbeitete Auflage